Wolfgang Bisping

Kompendium der Staatlichen Tierseuchenbekämpfung

Wolfgang Bisping

Kompendium der Staatlichen Tierseuchenbekämpfung

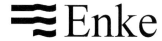

Die Deutsche Bibliothek – CIP-Einheitsaufnahme

Bisping, Wolfgang:
Kompendium der Staatlichen Tierseuchenbekämpfung / Wolfgang Bisping.
– Stuttgart : Enke, 1999
   ISBN 3-7773-1423-4

Anschrift des Verfassers:
Prof. Dr. Wolfgang Bisping
Loosweg 12, D-30559 Hannover

Wichtiger Hinweis: Wie jede Wissenschaft ist die Veterinärmedizin ständigen Entwicklungen unterworfen. Forschung und klinische Erfahrung erweitern unsere Erkenntnisse, insbesondere was Behandlung und medikamentöse Therapie anbelangt. Soweit in diesem Werk eine Dosierung oder eine Applikation erwähnt wird, darf der Leser zwar darauf vertrauen, daß Autoren, Herausgeber und Verlag große Sorgfalt darauf verwandt haben, daß diese Angabe dem Wissensstand bei Fertigstellung des Werkes entspricht. Für Angaben über Dosierungsanweisungen und Applikationsformen kann vom Verlag jedoch keine Gewähr übernommen werden. Jeder Benutzer ist angehalten, durch sorgfältige Prüfung der Beipackzettel der verwendeten Präparate und gegebenenfalls nach Konsultation eines Spezialisten, festzustellen, ob die dort gegebene Empfehlung für Dosierungen oder die Beachtung von Kontraindikationen gegenüber der Angabe in diesem Buch abweicht. Eine solche Prüfung ist besonders wichtig bei selten verwendeten Präparaten oder solchen, die neu auf den Markt gebracht worden sind. Vor der Anwendung bei Tieren, die der Lebensmittelgewinnung dienen, ist auf die in den einzelnen deutschsprachigen Ländern unterschiedlichen Zulassungs- und Anwendungsbeschränkungen zu achten. Jede Dosierung oder Applikation erfolgt auf eigene Gefahr des Benutzers. Autoren und Verlag appellieren an jeden Benutzer, ihm etwa auffallende Ungenauigkeiten dem Verlag mitzuteilen.
Geschützte Warennamen (Warenzeichen) werden nicht immer besonders kenntlich gemacht. Aus dem Fehlen eines solchen Hinweises kann also nicht geschlossen werden, daß es sich um einen freien Warennamen handelt.

ISBN 3-7773-1423-4

© Enke im Hippokrates Verlag GmbH, Stuttgart 1999

Das Werk, einschließlich all seiner Teile, ist urheberrechtlich geschützt. Jede Verwertung ist ohne Zustimmung des Verlages außerhalb der engen Grenzen des Urheberrechtsgesetzes unzulässig und strafbar. Das gilt insbesondere für Vervielfältigungen, Übersetzungen, Mikroverfilmungen und die Einspeicherung und Verarbeitung in elektronischen Systemen.

Printed in Germany 1999
Satz: Photocomposition Jung, F-67420 Plaine
Schrift: 3.5/4.1 mm Gulliver, TypoScript
Druck: Zechnersche Buchdruckerei, D-67346 Speyer

Vorwort

Das Buch ist aus der über lange Jahre vor Studenten und Veterinärreferendaren gehaltenen Vorlesung über „staatliche Tierseuchenbekämpfung" entstanden. Dabei habe ich es immer als einen Mangel empfunden, daß geeignetes schriftliches Studienmaterial über eine übersichtliche und konzentrierte Einführung in dieses Fachgebiet nicht zur Verfügung stand. Hier eine Abhilfe zu schaffen, ist das ausschließliche Ziel des Buches. Dabei ist es selbstverständlich, daß es die auf diesem Gebiet bestehenden Rechtssammlungen nicht ersetzen kann oder soll. Diese sind aber für eine Einführung viel zu umfangreich, ihr Ziel ist es, die bestehenden Rechtsvorschriften vollständig zu erfassen, didaktische Gesichtspunkte spielen dabei naturgemäß keine Rolle. Eine Einführung, die das Verständnis und die Übersicht zu diesem Fachgebiet erbringen soll, muß aber von einer kritischen Sichtung und Auswahl der Sachverhalte ausgehen. Ich hoffe, daß mir das annähernd gelungen ist, daß ich dem, der sich mit dieser Materie vielleicht erstmalig befassen muß, mit diesem Buch eine Hilfestellung geben kann. Dem Enke Verlag Stuttgart, besonders seiner Lektorin Frau Dr. Ulrike Arnold, danke ich für die freundliche Aufnahme des Buches und für die verständnisvolle Zusammenarbeit.

Hannover, im Mai 1999

Abkürzungen

AGTierSG	Ausführungsgesetz zum Tierseuchengesetz
AK	Aujeszkysche Krankheit
Bgr.	Begründung einer Rechtsvorschrift
BML	Bundesministerium/Bundesminister für Ernährung, Landwirtschaft und Forsten
BSE	Bovine Spongiforme Enzephalopathie
bTA	beamteter Tierarzt
DVG	Deutsche Veterinärmedizinische Gesellschaft
EG	Europäische Gemeinschaft
EWG	Europäische Wirtschaftsgemeinschaft
EU	Europäische Union
KSP	Klassische (Europäische) Schweinepest
MKS	Maul- und Klauenseuche
Nds	Niedersachsen
NW	Nordrhein-Westfalen
RL	Richtlinie
TBA	Tierkörperbeseitigungsanstalt(en)
TierKBG	Tierkörperbeseitigungsgesetz
TierKBAVO	Tierkörperbeseitigunganstalten-Verordnung
TierSG	Tierseuchengesetz
VG	Viehseuchengesetz
VO	Verordnung(en)

Inhalt

1	Die historische Entwicklung der staatlichen Tierseuchenbekämpfung	1
2	Allgemeine Vorschriften des Tierseuchengesetzes (§§ 1–5 TierSG)	5
2.1	Das Tierseuchengesetz als Bundesgesetz	5
2.2	Anwendungsbereich des Tierseuchengesetzes	6
2.3	Begriffsbestimmungen nach § 1 Abs. 2 TierSG	7
2.4	Die Aufgaben des Bundes bei der Tierseuchenbekämpfung	8
2.5	Die Aufgaben der Bundesländer bei der Tierseuchenbekämpfung	9
2.6	Das Verfahren der Tierseuchenbekämpfung	12
2.7	Strafrecht und Ordnungswidrigkeitenrecht	15
2.8	Aufgaben und Stellung des beamteten Tierarztes in der Tierseuchenbekämpfung	16
2.9	Sonderzuständigkeiten bei der Tierseuchenbekämpfung	18
3	Der Einfluß der Europäischen Gemeinschaft auf das deutsche Tierseuchenrecht	19
3.1	Entwicklung und Struktur der EU	19
3.2	Rechtsnormen in der EU	20
3.3	Tierseuchenrechtliche Vorschriften der EG im gemeinsamen Binnenmarkt	21
4	Bekämpfung von Tierseuchen beim innergemeinschaftlichen Verbringen sowie bei der Einfuhr und Ausfuhr (§§ 6–8 TierSG)	23
4.1	Das Verbringungs-, Ein- und Ausfuhrverbot des § 6 TierSG	23
4.2	Verbringungs-, Ein- und Ausfuhrregelungen nach § 7 TierSG	23
4.3	Die Binnenmarkt-Tierseuchenschutzverordnung	24
4.4	Einfuhr von Tierseuchenerregern	25
5	Maßnahmen zur Verhütung von Seuchenausbrüchen	26
5.1	Allgemeines und Rechtsgrundlagen	26
5.2	Die Bedeutung von Futtermitteln als Überträger von Krankheitserregern	26
5.2.1	Milch und Molkereien	26
5.2.2	Tierkörperbeseitigung	27
5.2.2.1	Rechtsgrundlagen	27
5.2.2.2	Umfang und hygienische Grundlagen der Tierkörperbeseitigung	27
5.2.2.3	Unschädliche Beseitigung in Tierkörperbeseitigungsanstalten	29

5.2.2.4	Tierkörperbeseitigung außerhalb von Tierkörperbeseitigungsanstalten	32
5.2.2.5	Gewinnung von Futtermitteln tierischen Ursprungs	34
5.3	Die Bedeutung des Tierverkehrs für die Verschleppung von Tierseuchen	35
5.3.1	Amtstierärztliche Beaufsichtigung nach § 16 TierSG	36
5.3.2	Verordnung zum Schutz gegen die Verschleppung von Tierseuchen im Viehverkehr (Viehverkehrs-VO)	37
5.4	Das Arbeiten mit Tierseuchenerregern	40
5.5	Einrichtung von Schutzgebieten	41
5.6	Seuchenfreiheit von Tieren, Beständen, Gebieten sowie hygienische Anforderungen an Viehhaltungen und Brütereien (§ 17b TierSG)	42
5.7	Sera, Impfstoffe, Antigene	44
5.7.1	Zulassung der Mittel (§ 17c TierSG)	44
5.7.2	Herstellungserlaubnis (§ 17d TierSG)	45
5.7.3	Abgabe und Anwendung der Mittel	46
5.7.4	Beaufsichtigung durch den beamteten Tierarzt (§ 17e TierSG)	47
5.8	Desinfektion	47
	Richtlinie des BML über Mittel und Verfahren für die Durchführung der Desinfektion bei anzeigepflichtigen Tierseuchen	47
6	**Anzeige- und Meldepflicht**	**59**
6.1	Anzeigepflicht nach dem Tierseuchengesetz	59
6.1.1	Die Bestimmungen des § 9 TierSG	59
6.1.2	Die Bestimmungen des § 10 TierSG und der Verordnung über anzeigepflichtige Tierseuchen	61
6.2	Anzeigpflicht bei Wildseuchen	63
6.3	Meldepflicht bei Tollwut nach dem Bundesseuchengesetz	63
6.4	Meldepflicht nach dem Tierseuchengesetz	64
6.5	Tierseuchenberichtswesen	65
7	**Ermittlung von Seuchenausbrüchen**	**67**
8	**Maßnahmen zur Bekämpfung der besonderen Seuchengefahr** ..	**69**
8.1	Rechtliche Grundlagen im TierSG (§§ 19–30)	69
8.2	Die Schutzverordnungen zur Bekämpfung von Seuchenausbrüchen	78
8.2.1	Allgemeine Struktur der Schutzverordnungen	79
8.2.2	Katalog für bundeseinheitliche Maßnahmen zur Bekämpfung von Tierseuchen (Bundesmaßnahmen-Katalog – Tierseuchen)	82
8.2.3	Die Schutzverordnungen zur Bekämpfung der einzelnen Seuchen	84
8.2.3.1	Ansteckende Blutarmut der Einhufer (Infektiöse Anämie, IA)	84
8.2.3.2	Aujeszkysche Krankheit	84
8.2.3.3	Bienenseuchen (Bösartige Faulbrut, Milbenseuche, Varroatose) ..	88
8.2.3.4	Bovine Herpesvirus Typ 1-Infektion	90

8.2.3.5	Brucellose der Rinder, Schweine, Schafe und Ziegen	92
8.2.3.6	Deckinfektionen des Rindes	95
8.2.3.7	Enzootische Leukose der Rinder	96
8.2.3.8	Fischseuchen	97
8.2.3.9	Geflügelpest und Newcastle Krankheit (ND)	99
8.2.3.10	Maul- und Klauenseuche (MKS)	101
8.2.3.11	Milzbrand und Rauschbrand	104
8.2.3.12	Psittakose und Ornithose	105
8.2.3.13	Schweinepest und Afrikanische Schweinepest	107
8.2.3.14	Salmonellose der Rinder und Hühner	112
8.2.3.15	Spongiforme Rinderenzephalopathie (BSE)	116
8.2.3.16	Tollwut	117
8.2.3.17	Tuberkulose des Rindes	120
9	Entschädigungen und Beihilfen für Verluste durch Tierseuchen	124
9.1	Tierseuchenkassen	124
9.2	Entschädigungen	126
9.2.1	Entschädigungsfälle	127
9.2.2	Entschädigungsbetrag	128
9.2.3	Entschädigungsleistung	129
9.2.4	Entschädigungsempfänger	132
9.2.5	Entschädigungswegfall	132
9.3	Beihilfen und sonstige finanzielle Zuwendungen	134
Literatur		136
Stichwortverzeichnis		139

1 Die historische Entwicklung der staatlichen Tierseuchenbekämpfung

Gedankliche Voraussetzung für die Entwicklung einer behördlich gelenkten Tierseuchenbekämpfung ist die Erkenntnis, daß es Krankheiten ansteckenden Charakters gibt, gegen die sich der einzelne Tierhalter nur ungenügend wehren kann. Ohne daß Einblicke in die Art des ansteckenden Agens bestanden, hatte man doch beobachtet, daß es mit dem Handel von Tieren zu einer Ausbreitung bestimmter Krankheiten kam und daraus, namentlich im 18. Jahrhundert im Zusammenhang mit der Bekämpfung der Rinderpest, Folgerungen für eine zunehmend erfolgreiche Bekämpfung von Seuchen gezogen. Daß erst im 18. Jahrhundert die Grundlagen für eine rationale Tierseuchenbekämpfung gelegt wurden, mag auch darin begründet sein, daß in diesem Jahrhundert die ersten Lehranstalten gegründet wurden (Lyon 1762, Alfort 1766, Wien 1768 und in Deutschland Hannover 1778), die begannen, sich mit der Erforschung solcher Krankheiten zu befassen, und ganz allgemein gesehen das 18. Jahrhundert als das Jahrhundert der Aufklärung durch eine wachsende Neigung gekennzeichnet war, sich vorurteilsfrei mit der Natur und der Medizin zu befassen.

Natürlich hat es auch schon vorher behördlich gelenkte Maßnahmen zur Tierseuchenbekämpfung gegeben, sie basierten wenig auf empirisch gewonnene Einblicke. Als Beispiel sei die Tollwutbekämpfung erwähnt, die oft im „Wurmschneiden" beim Hund bestand. Darunter verstand man die Exstirpation eines beim Hund vorkommenden, vorwiegend aus Bindegewebe bestehenden Gebildes (Lyssa) an der Bodenfläche der Zungenspitze.

Die Maßnahmen und der Erfolg einer staatlichen Tierseuchenbekämpfung werden, abgesehen von den wissenschaftlichen Grundlagen, zusätzlich bestimmt durch die wirtschaftlichen und politischen Gegebenheiten der jeweiligen Zeit. Legt man diesen Gesichtspunkt einer Einteilung der historischen Entwicklung der Tierseuchenbekämpfung zugrunde, lassen sich mindestens vier Perioden unterscheiden, nämlich eine Seuchenbekämpfung auf Gemeindebasis, in den deutschen Einzelstaaten früherer Jahrhunderte, im Nationalstaat und letztlich, was sich in unseren Tagen vollzieht, im internationalen Rahmen (z.B. EU). Diese Entwicklung wurde von dem Grundsatz bestimmt, daß einheitliche Wirtschaftsräume eine einheitliche Tierseuchenbekämpfung erfordern.

Die Entwicklung der **einzelstaatlichen Tierseuchenbekämpfung** erfolgte hauptsächlich am Modell der Rinderpest. Bei der Bekämpfung dieser Seuche wurden alle Methoden entwickelt, die für die Tilgung einer Seuche bis heute maßgebend sind, nämlich Anzeigepflicht, Gehöft-, Orts-, Distriktsperre, Tötung von kranken und verdächtigen Tieren, Vergraben der Tierkörper, Entschädigung und Desinfektion.

Die Tötung der kranken und verdächtigen Rinder als ein Tilgungsmittel bei der Rinderpest war von dem päpstlichen Leibmedicus *Lancisus* 1718 vorgeschlagen worden und ist wohl zuerst in Hannover zur Anwendung gekommen. Dieses Tilgungsverfahren wurde im Verlaufe des 18. Jahrhunderts vielfach verbessert und von mancher Inkonsequenz, besonders in Hinblick auf die Einbeziehung verdächtiger Rinder, befreit. Letztlich sind in diesem Jahrhundert die entscheidenden Erfahrungen für die Tilgung der Rinderpest gewonnen worden, allein aus der klinisch-epidemiologischen Beobachtung heraus und ohne Kenntnis der Ätiologie.

Bis zur Entstehung der **nationalstaatlichen Tierseuchenbekämpfung** wurden im 18. und 19. Jahrhundert von den Einzelstaaten weitere Vorschriften erlassen, die andere Seuchen als die Rinderpest einbezogen. Um dieser Zersplitterung Einhalt zu gebieten, begannen die Einzelstaaten Vorschriften zusammenzufassen. Als Beispiel und zugleich auch als Abschluß dieser Entwicklung sei das vom Preußischen Landtag beschlossene Gesetz vom 25.6.1875, betreffend die Abwehr und Unterdrückung von Viehseuchen (75 §§) erwähnt. Bei seiner Gestaltung hat es sich an die bayerische Verordnung vom 15.6.1967, Maßnahmen gegen ansteckende Viehseuchen betreffend, angelehnt, die im wesentlichen dieselbe Einteilung und denselben Rahmen hatte wie das preußische Gesetz, jedoch mit der wesentlichen Abweichung, daß eine Entschädigung für die auf amtliche Anordnung getöteten Tiere nicht vorgesehen war. In dem preußischen Gesetz von 1875 wurde die Bekämpfung folgender Seuchen geregelt: Milzbrand, Tollwut, Rotz, MKS, Lungenseuche, Schafpocken, Beschälseuche und Räude der Schafe und Pferde.

Angesichts des bunten Erscheinungsbildes, das die einzelstaatliche Tierseuchenbekämpfung in ihrer Vielfalt bot, lag der Wunsch und die Notwendigkeit einer einheitlichen Tierseuchenbekämpfung im deutschen Wirtschaftsraum nahe. Die verfassungsrechtlichen Grundlagen wurden dazu erstmalig mit der Gründung des Norddeutschen Bundes (1866) geschaffen, dem die Befugnis der Gesetzgebung auf dem Gebiet der „Veterinärpolizei" zugewiesen wurde. Seitdem liegt die Ermächtigung zur Gesetzgebung auf diesem Gebiet beim Bundesstaat.

Norddeutscher Bund von 1866

Innerhalb seines kurzen Daseins konnte kein umfassendes Tierseuchengesetz erlassen werden, es wurde lediglich am 7.4.1869 das Rinderpestgesetz beschlossen, dessen Geltung 1871 auf das ganze Deutsche Reich ausgedehnt wurde und das erst 1966 aufgehoben wurde. Seitdem erfolgt auch die Bekämpfung der Rinderpest auf der Grundlage des TierSG.

Deutsches Reich von 1871

Artikel 4 der Reichsverfassung vom 16.4.1871: Der Beaufsichtigung seitens des Reichs und der Gesetzgebung desselben unterliegen die nachstehenden Angelegenheiten:
15. Maßregeln der Medizinal- und Veterinärpolizei.
Nach der Reichsgründung hat **Damman** (1875) wiederholt darauf hingewiesen, daß eine erfolgreiche Bekämpfung von Tierseuchen eine einheitliche und umfassende Gesetzgebung für das ganze Reich erfordere. Der Reichstag verlangte in seiner Sitzung am 11.11.1875 eine baldige Vorlage eines Viehseuchengesetzes für das Deutsche Reich. Daß es erst 1880 mit dem „**Reichs-Gesetze vom 23.6.1880** (geändert und ergänzt am 1.5.1894), **betreffend die Abwehr und Unterdrückung von Viehseuchen**" zu einer reichsgesetzlichen Regelung kam, wird u.a. mit der

Schwierigkeit der Materie erklärt. Mit diesem Gesetz wurden folgende Seuchen anzeigepflichtig: Milzbrand, Tollwut, Rotz, Lungenseuche, Beschälseuche, Bläschenausschlag der Pferde und der Rinder, Räude der Pferde, Esel, Maultiere, Maulesel und der Schafe.

Das **Viehseuchengesetz (VG) vom 26.6.1909**: Das ausgehende 19. und beginnende 20. Jahrhundert hatte mit der ätiologischen Erforschung der Seuchen einen enormen Erkenntniszuwachs gebracht, so z. B. durch **Robert Koch**: Erforschung der Ätiologie und Epidemiologie des Milzbrands (1876), Entdeckung des Tuberkelbakteriums (1882), **Löffler** und **Frosch**: Nachweis der Filtrierbarkeit des MKS-Virus (1897). Diese neuen wissenschaftlichen Einsichten, aber auch der zunehmende Tierverkehr nach Ausbau der Schienenwege und anderes verlangten eine Bearbeitung des Tierseuchenrechts. So strebte man zunächst eine Überarbeitung des Gesetzes von 1880/94 an, die Bemühungen führten aber letztlich zur Konzeption eines neuen Gesetzes, nämlich des Viehseuchengesetzes vom 26.6.1909 (RGBl. S. 519), das am 1.5.1912 in Kraft trat.

Weimarer Republik

Weimarer Verfassung: Art 7 (konkurrierende Gesetzgebung):
„Das Reich hat die Gesetzgebung über: 8. ... das Veterinärwesen". Während der Weimarer Republik hat das VG von 1909 mit Änderungen weiter bestanden. Eine formale Änderung der Zuständigkeiten ist nicht vorgenommen worden.

Nationalsozialistisches Deutschland

Nach 1933 wurde die Einheitlichkeit der Seuchenvorschriften aus ganz anderen politischen Gründen verordnet. Die im Rahmen des Gesetzes über den Neuaufbau des Reiches vom 30.1.1934 der Zentralinstanz gegebene Machtfülle war so weitreichend, daß es offenbar nicht notwendig erschien, die Zuständigkeitsregelungen neuzufassen, man regelte statt dessen das Erforderliche mittels Erlaß oder Verordnung, wie es für zweckmäßig gehalten wurde.

Bundesrepublik Deutschland

Grundgesetz vom 23.5.1949, Art. 74: „Die konkurrierende Gesetzgebung erstreckt sich auf folgende Gebiete: 19. die Maßnahmen gegen gemeingefährliche und übertragbare Krankheiten bei Menschen und Tieren, die Zulassung zu ärztlichen und anderen Heilberufen und zum Heilgewerbe, den Verkehr mit Arzneien, Heil- und Betäubungsmitteln."

Auch in der Bundesrepublik Deutschland bestand zunächst das VG mit seinen Ausführungsbestimmungen fort. Die Befugnis zum Erlaß von Rechtsverordnungen nach § 79 Abs. 1 VG ging zunächst nach Art. 74 des Grundgesetzes auf den BML über, der durch Kabinettsbeschluß vom 21.12.1949 als zuständiger Ressortminister bestimmt wurde.

Nach der Gründung der Bundesrepublik wurde jedoch der Ruf nach einem neuen Gesetz oder nach einer grundlegenden Änderung des bestehenden immer lauter. **Störiko** (1961) und **Brühann** (1962) meinten, daß die Reformbedürftigkeit nicht so sehr den wissenschaftlichen-fachlichen Teil des Gesetzes betraf, hier seien der Aufbau so flexibel und die Ermächtigungen so weitgehend, daß eine Anpassung des Gesetzes an verschiedene Anforderungen möglich sei, sondern mehr die zuständigen Stellen, die es in der staatsrechtlichen Struktur der Bundesrepublik nicht mehr gab.

Der **wissenschaftlich-fachliche Teil** ist durch mehrere Änderungsgesetze den gestiegenen oder veränderten Anforderungen der Zeit angepaßt worden. Besonders erwähnt sei das 11. Gesetz zur Änderung des VG vom 28.3.1980, mit dem das Gesetz die Bezeichnung „Tierseuchengesetz" (TierSG) erhalten hat. Damit verbunden war eine Ausdehnung des Anwendungsbereiches des Gesetzes, indem der Begriff Haustiere in seiner Definition erweitert und Süßwasserfische mit einbezogen wurden (s. S. 7). Diese Umbenennung kam aber auch dem Sprachgefühl entgegen, das sich dagegen wehrt, Pferde, Hunde, Katzen, Bienen oder gar Fische als „Vieh" im Sinne des VG zu bezeichnen.

Die Anpassung der **Zuständigkeitsregelungen** an die staatsrechtliche Struktur der Bundesrepublik erfolgte mit dem Änderungsgesetz vom 22.1.1969, das zu einer Neufassung des § 79 führte (s. S. 9). Mit dieser grundlegenden Änderung wurde der BML ermächtigt, mit Zustimmung des Bundesrates Verordnungen zur Bekämpfung der ständigen und besonderen Seuchengefahr zu erlassen. Dieses garantierte eine einheitliche Durchführung der Bestimmungen des TierSG in der Bundesrepublik.

Mit der **Gründung der EWG** durch die Römischen Verträge im Jahr 1957 kamen auf die staatliche Tierseuchenbekämpfung neue Anforderungen zu. Spielte sich die bisher beschriebene Entwicklung des Tierseuchenrechts im nationalen Rahmen ab, ging es nun zunehmend um eine Rechtsharmonisierung zwischen den Mitgliedstaaten der Gemeinschaft, d.h. wir befinden uns seitdem und bis heute in einer Phase, in der das deutsche Tierseuchenrecht wesentlich durch internationale Verträge bestimmt wird. Ziel der EWG war es seit ihrer Gründung, einen gemeinsamen Markt zu errichten. Voraussetzung dazu ist die Schaffung eines Binnenmarktverhältnisses für das gesamte Gebiet der Gemeinschaft, dies ist grundsätzlich nur erreichbar, wenn die gesundheitlichen und veterinärrechtlichen Handelshemmnisse beseitigt werden. Voraussetzung dafür ist, daß zuvor die einzelstaatlichen tierseuchenrechtlichen Vorschriften beim Handel zwischen den Mitgliedstaaten harmonisiert werden, daß ein einheitliches Außenregime gegenüber Drittländern entwickelt und daß eine gemeinschaftliche Strategie zur Tilgung und Kontrolle der wichtigsten Tierseuchen in den Mitgliedstaaten eingeführt wird. Unter dieser Prämisse sind in den vergangenen Jahren zahlreiche tierseuchenrechtliche Vorschriften inhaltlich durch Gemeinschaftsrecht bestimmt worden (s. S. 19), dieser Prozeß ist bis heute nicht abgeschlossen.

2 Allgemeine Vorschriften des Tierseuchengesetzes
(§§ 1–5 TierSG)

2.1 Das Tierseuchengesetz als Bundesgesetz

Das heute geltende TierSG ist aus dem VG vom 26.6.1909 hervorgegangen, das mit dem Änderungsgesetz vom 28.3.1980 umbenannt wurde (s. S. 3).

Gesetzgebungsbefugnis: Das Recht der Gesetzgebung liegt primär bei den Bundesländern, bestimmte Bereiche sind aber durch das Grundgesetz dem Bund in Form der ausschließlichen oder der konkurrierenden Gesetzgebung übertragen worden. Das TierSG gehört in den Bereich der konkurrierenden Gesetzgebung. Hier haben die Länder die Befugnis nur, solange und soweit der Bund von seinem Gesetzgebungsrecht keinen Gebrauch macht. Nach Art. 74 Ziff. 19 Grundgesetz erstreckt sich die konkurrierende Gesetzgebung u.a. auf Maßnahmen gegen gemeingefährliche und übertragbare Krankheiten von Tieren (s. S. 3).

Gesetzgebungsverfahren: Das TierSG muß als Bundesgesetz von den gesetzgebenden Organen des Bundes, Bundestag und Bundesrat, beschlossen werden. Die Gesetzesinitiative kann von der Bundesregierung, vom Bundesrat oder von Mitgliedern des Bundestages ausgehen. Im Falle des TierSG geht die Gesetzesinitiative meistens von der Bundesregierung aus, dabei wird der Gesetzentwurf von den Referenten des BML erarbeitet und nach Kabinettsbeschluß und Stellungnahme des Bundesrates dem Bundestag zur Beschlußfassung vorgelegt, die Schlußabstimmung erfolgt nach der dritten Lesung. Das TierSG ist ein Zustimmungsgesetz, d.h. es bedarf nach dem Grundgesetz der Zustimmung des Bundesrates (als von den Ländern auszuführendes Gesetz). Stimmt der Bundesrat zu, so wird das Gesetz nach Gegenzeichnung durch den zuständigen Ressortminister und durch den Bundeskanzler vom Bundespräsidenten ausgefertigt und im Bundesgesetzblatt verkündet. Stimmt der Bundesrat nicht zu, so ist das Gesetz gescheitert.

Stellung des Tierseuchenrechts in der Rechtsordnung: In der Rechtsordnung der Bundesrepublik wird zwischen öffentlichem und Privatrecht unterschieden. Das öffentliche Recht regelt die Rechtsbeziehungen zwischen Staat und Bürger, es wird im wesentlichen in fünf Bereiche eingeteilt:

- das Verfassungsrecht (Grundgesetz, Verfassungen der Länder),
- Verwaltungsrecht (Regelung der Verwaltungstätigkeit),
- das Strafrecht (Normierung des staatlichen Strafanspruchs),
- das Prozeßrecht (Regelung der gerichtlichen Verfahren).

Im Verwaltungsrecht wird unterschieden zwischen allgemeinem und besonderem Verwaltungsrecht. Das allgemeine Verwaltungsrecht befaßt sich mit den Grundlagen, Grundsätzen und Tätigkeitsregeln der Verwaltung, unabhängig davon, um welche Art der Verwaltung es sich handelt, z. B. Grundsatz der Gesetzmäßigkeit, Lehre vom Verwaltungsakt. Das besondere Verwaltungsrecht umfaßt die Rechtsvorschriften für spezielle Verwaltungstätigkeiten, z. B. auf dem Gebiet des Veterinärwesens, also u.a. auch das TierSG.

Gliederung des Tierseuchengesetzes (TierSG)		
Abschnitt	Inhalt	§
A Allgemeine Vorschriften	Begriffs- und Verwaltungsbestimmungen	1–5
B Bekämpfungsvorschriften	I. Bekämpfung von Tierseuchen beim innergemeinschaftlichen Verbringen sowie bei der Ein- und Ausfuhr	6–8

	II. Seuchenbekämpfung im Inland
	  a) Anzeigepflicht
	  b) Ermittlung der Seuchenausbrüche
	  c) Schutzmaßregeln gegen
	    1 allgemeine Seuchengefahr
	    2 besondere Seuchengefahr
		
		9, 10
		11–15
		
		16–17h
		18–30

	III. für Viehausstellungen, Viehsammelstellen, Viehmärkte, Viehhöfe, Schlachthöfe und andere Schlachtstätten	62–65
	IV. Entschädigung für Tierverluste	66–72b
	V. Überwachung und Auskunftspflicht	73–73a
C	Straf- und Bußgeldvorschriften	74–77
D Schlußbestimmungen	I. Vorschriften über Vorhandensein und Veränderung von Haustieren, Fischen, Betrieben, Unternehmungen, Veranstaltungen	78
	II. Vorschriften über Meldepflicht	78a
	III. Vorrätighalten von Impfstoffen	78b
	IV. Ermächtigungen zum Erlaß von Durchführungsbestimmungen	79–79b
	V. Anfechtung von Anordnungen	80
	VI. Information anderer Mitgliedstaaten, Verkehr mit der Kommission	81–82
	VII. Erlaß von Verwaltungsvorschriften	84

Übersicht 1 Gliederung des Tierseuchengesetzes

2.2 Anwendungsbereich des Tierseuchengesetzes

Alle behördlich angeordneten Maßnahmen zur Bekämpfung von Tierseuchen müssen eine gesetzliche Grundlage haben, diese finden sie im TierSG, das diese Materie abschließend „regelt" (Spezialgesetz, lex specialis). Eine Stützung von Bekämpfungsvorschriften auf andere gesetzliche Grundlagen (z. B. Gesetze der Gefahrenabwehr, Polizeigesetze) ist deswegen nicht zulässig und nicht gerichtsbeständig, obgleich es gelegentlich versucht wurde (z. B. Bekämpfung der Tollwut). So regelt in Deutschland allein das TierSG das Verfahren der Tierseuchenbekämpfung.

Tierseuchen sind die von oder auf die im § 1 Abs. 1 TierSG genannten Tiere auf natürlichem Wege übertragbaren Infektions- und Invasionskrankheiten. Die Art des Erregers, ob es sich um Viren, Bakterien, Pilze oder Parasiten handelt, ist dabei bedeutungslos, so werden und wurden auch parasitäre Krankheiten mit den Bestimmungen des TierSG bekämpft, z. B. die Milbenseuche der Biene. Nicht jede Infektionskrankheit ist eine Seuche, Seuchen sind gekennzeichnet durch eine deutliche Ausbreitungsfähigkeit, so daß der Tierhalter das Übergreifen der Infektion auf seine Tiere allein nicht ausreichend verhüten kann (gemeingefährliche Krankheit).

Das TierSG ist anwendbar, wenn die Tierseuche entsprechend der Definition des § 1 Abs. 1 TierSG bei folgenden Tieren auftritt:

- **Bei Haustieren**, das sind vom Menschen gehaltene Tiere.
  Diese weitgehende Definition ist mit dem Änderungsgesetz vom 28.3.1980 in das TierSG eingeführt worden und umfaßt als eine Legaldefinition nicht nur Haustiere im zoologischen Sinn, sondern auch Heim-, Zoo-, Versuchstiere, Gatterwild, sofern sie vom Menschen gehalten werden. Damit wurde der Anwendungsbereich des Gesetzes erheblich ausgedehnt, vorher waren mit dem Gesetz nur Viehseuchen zu bekämpfen, und der Begriff „Vieh" umfaßte alle nutzbaren Haustiere (im zoologischen Sinn) einschließlich Hunde, Katzen, Geflügel und Bienen.
- **Bei Süßwasserfischen, Zehnfußkrebsen und Weichtieren.**
  Der Begriff Süßwasserfische umfaßt Fische in allen Entwicklungsstadien einschließlich Eier und Sperma, die ständig oder zeitweise in Süßwasser leben oder in Meer- oder Brackwasser gehalten werden, darunter fallen alle fischereilich genutzten Fische, sei es, daß sie zu Erwerbszwecken, aus Liebhabergründen, im Rahmen der Freizeitgestaltung oder sonstwie genutzt werden. Zu den Zehnfußkrebsen zählen insbesondere die Flußkrebse wie Edelkrebs, Steinkrebs, Sumpfkrebs und Amerikanischer Flußkrebs. Die Weichtiere sind mit dem Änderungsgesetz vom 18.12.1992 in die Definition aufgenommen worden (Anpassung an die Aquakultur-Richtlinie 91/67/EWG, s. S. 97).
- **Bei anderen Tieren** und auf Haustiere oder Süßwasserfische übertragen werden kann. Die Formulierung ermöglicht es, daß z. B. die Tollwut bei Füchsen oder die Schweinepest bei Wildschweinen mit den Bestimmungen des TierSG bekämpft werden kann.

2.3 Begriffsbestimmungen nach § 1 Abs. 2 TierSG

Abgesehen von der Definition der Begriffe „Haustiere" und „Süßwasserfische" werden noch folgende Begriffe definiert:

Vieh: das sind die abschließend aufgeführten landwirtschaftlichen Nutztiere einschließlich Kaninchen, des Geflügels und der Tauben. Auf die Benutzung des Begriffes „Vieh" kann das TierSG ohne Aufgabe seiner aus dem VG stammenden Systematik nicht verzichten, vergl. beispielsweise hierzu den Aufbau des § 17 oder den § 68, nach dem keine Entschädigung gewährt wird für Tiere, die nicht Vieh sind.

Schlachtvieh: Vieh, von dem anzunehmen ist, daß es zur Verwendung des Fleisches zum Genuß für Menschen alsbald geschlachtet werden soll. Bei der Auslegung dieser Definition ist die Betonung auf die Worte „alsbald" und „anzunehmen" zu legen. Diese Annahme wird für Vieh erfüllt sein, das sich auf Viehhöfen oder Märkten, auf denen regelmäßig oder bestimmungsgemäß nur Schlachtvieh gehandelt wird, oder auf Schlachthöfen oder auf den Transport dorthin befindet. Dabei ist es ohne Einfluß, ob sich die Tiere im schlachtreifen Zustand befinden oder nicht (Begr.). Zur Mast aufgestellte Haustiere sind, obgleich von vornherein zur Schlachtung bestimmt, nicht Schlachtvieh im Sinne des TierSG. Diese Definition ist erforderlich, weil Schlachtvieh strenger gemaßregelt werden kann als Nutzvieh (vergl. § 65 TierSG).

Verdächtige Tiere: Wenn im TierSG oder in den Ausführungsvorschriften von verdächtigen Tieren schlechthin die Rede ist, sind darunter beide Verdachtsformen, Ansteckungs- und Seuchenverdacht, zu verstehen.

Seuchenverdächtige Tiere: an denen sich Erscheinungen zeigen, die den Ausbruch einer Seuche befürchten lassen. Unter „Erscheinungen" werden nicht nur klinische oder pathologisch-anatomische Verdachtssymptome verstanden, sondern auch zweifelhafte diagnostische Reaktionen, z. B. eine zweifelhafte Tuberkulinreaktion oder ein zweifelhaftes serologisches Untersuchungsergebnis.

Ansteckungsverdächtige Tiere: die nicht seuchenverdächtig sind, von denen aber anzunehmen ist, daß sie den Ansteckungsstoff aufgenommen haben. Somit ist ein Ansteckungsverdacht zwar objektiv und körperlich nicht nachweisbar, sondern kann nur aus den Umständen (Vorbericht) hergeleitet werden. Es muß aber für seine Begründung eine konkrete Beobachtung (Kontakt zu seuchenkranken oder -verdächtigen Tieren) vorliegen, z. B. Benutzung gemeinsamer Fahrzeuge, Einstellung von Tieren aus einem verseuchten Bestand u. ä.

Die Unterscheidung von seuchen- und ansteckungsverdächtigen ist wegen der unterschiedlichen Bekämpfungsmaßnahmen von großer praktischer Bedeutung.

Im TierSG ist zusätzlich die Rede von „**für die Seuche empfängliche Tiere**", ohne daß diese definiert werden. Damit sollen Tiere gekennzeichnet werden, die nach natürlicher Aufnahme des Ansteckungsstoffes an der Seuche erkranken können.

2.4 Die Aufgaben des Bundes bei der Tierseuchenbekämpfung

Die Veterinärfachverwaltung auf Bundesebene ressortiert im:

Bundesministerium für Ernährung, Landwirtschaft und Forsten (BML) und ist u. a. für folgende Bereiche zuständig:

Tierseuchenbekämpfung,
Tierkörperbeseitigung,
Tierschutz,
Tierkaufrecht,
tierärztliche Fragen der Tierzucht und Tierernährung;

Bundesministerium für Gesundheit (BMGes) mit Zuständigkeiten für:
die Zulassung zum tierärztlichen Beruf (Bundestierärzteordnung, Approbationsordnung),
Lebensmittel-, Fleisch- und Milchhygiene.

Aufgaben des BML im Rahmen der Tierseuchenbekämpfung:
- die Weiterentwicklung dieses Rechtsgebietes,
- Vorbereitung und Entwurf von Gesetzen (Gesetzgebungsverfahren s. S. 5),
- Erlaß von Rechtsverordnungen zum TierSG und TierKBG,
- Mitwirkung der Bundesrepublik an der Gestaltung tierseuchenrechtlicher Vorschriften der EU und deren Umsetzung in nationales Recht,
- Vertretung tierseuchenrechtlicher Interessen der Bundesrepublik in internationalen Organen (z. B. OIE, FAO),
- Vertretung tierseuchenrechtlicher Interessen der Bundesrepublik gegenüber dem Ausland und Vorbereitung internationaler Verträge,
- Tierseuchenmeldewesen und Tierseuchenstatistik.

Rechtsverordnungen des BML zum TierSG
Das TierSG enthält in verschiedenen Paragraphen Ermächtigungen für das BML, Rechtsverordnungen zu erlassen. Verordnungen sind Anordnungen an eine unbestimmte Zahl von Personen zur Regelung einer unbestimmten Zahl von Fällen, die aufgrund gesetzlicher Ermächtigung von der Bundes- oder einer Landesregierung, einem Minister oder einer Verwaltungsbehörde getroffen werden. Verordnungen dürfen nach Art. 80 Grundgesetz nur aufgrund einer Ermächtigung in einem förmlichen Gesetz erlassen werden, das Inhalt, Zweck und Ausmaß der Ermächtigung bestimmt.

Verordnungen regeln überwiegend technische Einzelfragen der Tierseuchenbekämpfung, die häufig an neue wissenschaftliche Erkenntnisse und praktische Erfahrungen oder sonst geänderte Verhältnisse angepaßt werden müssen. Dies ist grundsätzlich leichter möglich als eine Änderung des TierSG, die immer ein förmliches Gesetzgebungsverfahren verlangt. Mit den dem BML übertragenen Ermächtigungen ist die Gewähr einer weitgehend einheitlichen Bekämpfung von Tierseuchen in der Bundesrepublik gegeben. Das BML hat von ihnen in großem Umfang Gebrauch gemacht und zahlreiche Verordnungen zur Seuchenbekämpfung erlassen.

Unter den Ermächtigungen sind die des § 79 Abs. 1 TierSG von besonderer praktischer Bedeutung, da sie dem BML die Möglichkeit der bundeseinheitlichen Bekämpfung der allgemeinen und besonderen Seuchengefahr geben. Die Mitwirkung der Länder an der Gestaltung dieser Verordnungen ist durch die erforderliche Zustimmung des Bundesrates gegeben. Bei Gefahr im Verzuge oder, wenn ihr unverzügliches Inkrafttreten zur Durchführung von Rechtsakten des Rates oder der Kommission der EU erforderlich ist, kann das BML solche Verordnungen auch ohne Zustimmung des Bundesrates erlassen, sie haben dann aber nur eine Geltungsdauer von 6 Monaten, wenn nicht vorher der Bundesrat zustimmt (§ 79 Abs. 1a TierSG).

2.5 Die Aufgaben der Bundesländer bei der Tierseuchenbekämpfung

Die Durchführung der staatlichen Tierseuchenbekämpfung wird nach § 2 Abs. 1 TierSG den Ländern zugewiesen, sie haben diese Aufgabe als eine eigene Angelegenheit durchzuführen. Diese Aufgabenzuweisung ergibt sich zwangsläufig aus dem föderativen Aufbau der Bundesrepublik, da nur die Länder über die zur örtlichen Tierseuchenbekämpfung erforderlichen Verwaltungsstrukturen (z. B. Landkreise, Regierungsbezirke) verfügen.

Für die Durchführung der Tierseuchenbekämpfung müssen die Bundesländer die erforderlichen Organisationen schaffen, z. B. die zuständigen Behörden benennen und mit der Seuchenbekämpfung beauftragen (übertragener Wirkungskreis, Auftragsangelegenheiten). Damit werden „Organisationsvorschriften" erforderlich, zu deren Erlaß die Länder durch § 2 Abs. 3 TierSG aufgefordert werden. Auf dieser Grundlage hat jedes Land für seinen Bereich ein Ausführungsgesetz zum TierSG erlassen. Es handelt sich somit bei diesen Gesetzen um reine Verwaltungsvorschriften, die keine Bekämpfungsmaßnahmen enthalten.

Ausführungsgesetze zum Tier SG (AGTierSG): In den AGTierSG wird von den Bundesländern, im allgemeinen übereinstimmend, wenn auch mit landesbedingten Unterschieden, folgendes geregelt:
- Benennung der für die Tierseuchenbekämpfung zuständigen Behörden,
- Festlegung des bei der Anordnung von Bekämpfungsmaßnahmen anzuwendenden Verwaltungsverfahrens,
- Auftrag zur Einrichtung von Tierseuchenkassen und Festlegung deren Rechtsstellung und Struktur, Verfahren bei der Gewährung von Entschädigungen und Beihilfen,
- Kostenfrage.

Bei der Festlegung der für die Tierseuchenbekämpfung zuständigen Behörden spiegelt sich der dreistufige Verwaltungsaufbau in den Flächenländern der Bundesrepublik wider (s. Übersicht 2), in den Stadtstaaten und in den kleineren Ländern (z. B. Schleswig-Holstein, Saarland) fehlt die Mittelinstanz.

Oberste Landesbehörde	der für die Tierseuchenbekämpfung zuständige Fachminister (Senator)	beamtete Tierärzte Referenten
Mittlere Landesbehörde	Regierungspräsident	Dezernenten
Untere Verwaltungsbehörde	Landkreise kreisfreie Städte (mit Veterinäramt)	Amtstierärzte Kreistierärzte

Übersicht 2 Die Veterinärfachverwaltung in einem Bundesland

Oberste Landesveterinärbehörde: die oberste Landesveterinärbehörde ressortiert bei dem für Veterinärangelegenheiten zuständigen Minister bzw. Senator (Stadtstaaten). Die Zuständigkeit ist in den einzelnen Bundesländern unterschiedlich geregelt und unterliegt häufigen Änderungen, meistens findet sie sich im Landwirtschafts-, Gesundheits-, Umwelt- oder Innenressort. Die Veterinärfachverwaltung in der obersten Landesbehörde gliedert sich meistens in 4 oder 5 Referate, die in einer Abteilung, Unterabteilung oder Referatsgruppe zusammengefaßt sind, eines der Referate ist für die Tierseuchenbekämpfung zuständig und wird von einem bTA geleitet.

Aufgaben der obersten Landesveterinärbehörde:
- Organisation und Leitung, Koordination und Aufsicht der Tierseuchenbekämpfung in dem betreffenden Land, dabei kann die oberste Landesbehörde Weisungen an nachgeordnete Behörden geben,
- Vollzug der bundes- und landesrechtlichen Bestimmungen zur Tierseuchenbekämpfung, sofern die oberste Landesbehörde zuständig ist,
- Erlaß von Rechts-VO; im Rahmen des § 79 TierSG haben auch die Länder die Befugnis, Verordnungen zur Bekämpfung der allgemeinen und besonderen Seuchengefahr zu erlassen:
  a) nach § 79 Abs. 2 TierSG soweit das BML von seiner Ermächtigung keinen Gebrauch macht, diese Befugnis können die Landesregierungen auf andere Behörden übertragen, dies ist grundsätzlich geschehen, indem die Ermächtigung auf die Landkreise/kreisfreien Städte, Regierungspräsidenten oder auf den zuständigen Fachminister übertragen wurde,
  b) nach § 79 Abs. 3 TierSG, wenn bei Gefahr im Verzuge Vorschriften erlassen werden müssen, die über Bundesvorschriften (erlassen nach § 79 Abs. 1) hinausgehen. Solche Verordnungen sind nach Beendigung der Gefahr wieder aufzuheben. Diese Ermächtigung kann von einer Landesregierung aufgrund ihrer weitergehenden Bedeutung (Änderung von Bundesrecht) nur auf oberste Landesbehörden übertragen werden, also auf den zuständigen Fachminister.

Mittlere Veterinärbehörde: In den größeren Bundesländern (Flächenstaaten) sind zwischen der Landesregierung und den Kreisen als Mittelinstanz Regierungsbezirke eingeschaltet. Die veterinärfachlichen Aufgaben werden von Dezernenten, die bTA im Sinne des TierSG sind, wahrgenommen:

- Leitung, Planung, Koordinierung und Überwachung der Durchführung der Tierseuchenbekämpfung und eventuelles Erteilen von Weisungen an die Landkreise,
- Erlaß von Anordnungen zur Tierseuchenbekämpfung, wenn hierfür der Regierungspräsident (Bezirksregierung) zuständig ist.

Untere Veterinärbehörde: Die untere Veterinärfachbehörde auf der Verwaltungsebene des Landkreises bzw. der kreisfreien Stadt ist das Veterinäramt, das als solches das Fundament der Veterinärverwaltung darstellt.

Struktur des Veterinäramtes: Ein Veterinäramt kann in Fachgebiete aufgeteilt sein, z. B. Tierseuchenbekämpfung, Lebensmittel-, Fleischhygiene, Tierschutz, die jeweils von einem bTA geleitet werden.

Verwaltungsträger der Veterinärämter: Nach dem Verwaltungsträger lassen sich staatliche und kommunale Veterinärämter unterscheiden. Staatliche Veterinärämter sind Bestandteil der staatlichen Landesverwaltung, sie können unterschiedlich in den einzelnen Ländern entweder außerhalb der Verwaltung des Landkreises als staatliche Sonderbehörde bestehen oder selbständig diesen Verwaltungen an- oder eingegliedert sein. Die dort tätigen bTA sind Beamte des betreffenden Landes. Kommunale Veterinärämter sind Bestandteil der Verwaltung des Landkreises/der kreisfreien Stadt und daher nicht selbständig. Die dort tätigen bTA sind Beamte der jeweiligen Gebietskörperschaft.

Aufgaben der Veterinärämter:
- Durchführung der Tierseuchenbekämpfung auf Kreisebene im Rahmen der Bundes- und Landesvorschriften,
- nach § 79 Abs. 4 TierSG können die Landkreise Einzelverfügungen in Fällen erlassen, die nicht durch Rechtsverordnungen nach § 79 Abs. 1 bis 3 TierSG geregelt sind, z. B. beim Auftreten einer Seuche, für deren Bekämpfung bis dahin eine Schutzverordnung nicht besteht (s. S. 79).

2.6 Das Verfahren der Tierseuchenbekämpfung

Das TierSG und die dazu erlassenen VO weisen die Anordnung der für die Tierseuchenbekämpfung erforderlichen Gebote und Verbote den „zuständigen Behörden" zu. Welches im Einzelfall die zuständige Behörde ist, muß im Rahmen der Durchführung des TierSG durch Landesrecht festgelegt werden. Die mit der Tierseuchenbekämpfung beauftragten Landesbehörden werden in den AGTierSG benannt. Es sind dies die in der Übersicht 2 aufgeführten Behörden.

Verfügungen und Verordnungen: Die Behörden können zur Erfüllung ihrer Aufgaben Verfügungen und VO erlassen. Der Unterschied zwischen ihnen besteht darin, daß die Verfügung den Einzelfall regelt (z. B. die Anordnung der Tötung der Tieres eines Bestandes), während sich die VO an eine unbestimmte Anzahl von Personen richtet (z. B. die Anordnung eines Sperrgebietes). Verfügungen werden daher vornehmlich von den örtlich zuständigen unteren Verwaltungsbehörden (Landkreise, kreisfreie Städte) erlassen, VO können von allen oben genannten Verwaltungsbehörden erlassen werden.

Form der Verfügungen und Verordnungen: Um rechtskräftig zu sein, müssen die Verfügungen und VO bestimmten Formvorschriften entsprechen. Mit Unterschieden in den einzelnen Bundesländern gelten für Verfügungen und VO folgende Anforderungen:

- Sie müssen als solche gekennzeichnet sein. In einigen Ländern werden besondere Überschriften verlangt, z. B. Niedersachsen: Tierseuchenbehördliche VO, Nordrhein-Westfalen: Tierseuchen-VO.
- Es muß die gesetzliche Ermächtigung angegeben werden, die zu ihrem Erlaß berechtigt.
- Wenn die VO der Bekämpfung der besonderen Seuchengefahr dient, muß in der Überschrift die Seuche angegeben werden, die damit bekämpft werden soll.
- VO müssen öffentlich verkündet werden. Dies geschieht für VO der obersten Landesbehörden im Gesetz- und Verordnungsblatt (GVBl.) des betreffenden Landes, der Mittelbehörde im Amtsblatt und der unteren Verwaltungsbehörde in einer durch Satzung (des Landkreises/der Kommune) bestimmten Tageszeitung. Für kleinere Gemeinden kann in einigen Ländern die Verkündigung auch durch Aushang oder Ausrufen erfolgen, wenn die Gemeinde dies so bestimmt hat. Verfügungen werden dem Tierhalter in Form einer schriftlichen Mitteilung zugestellt.

Landkreis ...
Der Landrat

Datum

Herrn ...
in ...

Tierseuchenbehördliche Verfügung

Sehr geehrter Herr ...
in Ihrem Schweinebestand wurde am ... der Ausbruch der Europäischen Schweinepest amtstierärztlich festgestellt.

Gemäß § 2 Abs. 1 des Ausführungsgesetzes zum Tierseuchengesetz in der Fassung vom 1.8.1994 (Nds. GVBl. S. 411) und § 7 Abs. 1 der Verordnung zum Schutz gegen die Schweinepest und die Afrikanische Schweinepest in der Bekanntmachung der Neufassung vom 21.10.1994 (BGBl. I S. 3163) ordne ich die Tötung und unschädliche Beseitigung aller Schweines Ihres Bestandes an.

Vorsorglich weise ich darauf hin, daß gemäß § 80 Abs. 2 Nr. 2 der Verwaltungsgerichtsordnung in der Fassung der Bekanntmachung vom 19.2.1991 (BGBl. I S. 686) in Verbindung mit § 80 des Tierseuchengesetzes die Anfechtung dieser Verfügung keine aufschiebende Wirkung hat.

Begründung:
In Ihrem Bestand wurde am ... durch virologische Untersuchung die Schweinepest amtlich festgestellt. Durch die Tötung und unschädliche Beseitigung aller Schweine soll erreicht werden, daß die Verbreitung der Seuche verhindert wird und Ihr Bestand insofern keine Gefahr mehr für die Tiergesundheit anderer Bestände darstellt.

Rechtsbehelfsbelehrung:
Gegen diese Verfügung kann innerhalb eines Monats nach Zustellung Widerspruch erhoben werden. Der Widerspruch ist schriftlich oder mündlich zur Niederschrift beim Landkreis einzulegen. Die Frist wird auch gewährt, wenn der Widerspruch bei der Bezirksregierung in ... eingelegt wird.

Gegen die Anordnung der sofortigen Vollziehung können Sie einen Antrag auf Wiederherstellung der aufschiebenden Wirkung beim Verwaltungsgericht in ... stellen.

Hochachtungsvoll
Im Auftrag

Übersicht 3 Beispiel einer Tierseuchenbehördlichen Verfügung eines Landkreises in Niedersachsen (nach *Menge*, pers. Mitt.)

Die tierseuchenbehördliche Verfügung als Verwaltungsakt: Eine auf dem Tierseuchenrecht begründete Verfügung ist ihrer Natur nach ein Verwaltungsakt, d.h. eine hoheitliche Maßnahme, die eine Verwaltungsbehörde im Verwaltungsverfahren zur Regelung eines Einzelfalles auf dem Gebiet des öffentlichen Rechts trifft und die auf unmittelbare Rechtswirkung nach außen gerichtet ist. Ein Verwaltungsakt kann auch an einen bestimmten (zweifelsfrei definierbaren) Personenkreis gerichtet sein (Allgemeinverfügung). Verwaltungsakte können u.a. belastend sein, z. B.: Anordnung der Tötung eines Tieres, oder begünstigend, z. B. Erteilung einer Genehmigung.

Anfechtung von Verwaltungsakten: Verwaltungsakte, die den Bürger in seinen Rechten verletzen, können angefochten werden (Art. 19 Abs. 4 Grundgesetz). Die Nachprüfung der Rechtmäßigkeit des Behördenhandelns ist durch die Verwaltungsgerichtsordnung (VwGO) den Verwaltungsgerichten übertragen (dreistufiger Aufbau: Verwaltungsgericht, Oberverwaltungsgericht, Bundesverwaltungsgericht).

> ## Tierseuchenbehördliche Verordnung
> ## des Landkreises ... zum Schutz gegen die Tollwut
>
> Aufgrund des § 79 Abs. 2 des Tierseuchengesetzes (TierSG) in der Fassung vom 20.12.1995 (BGBl. I S. 2038) in Verbindung mit § 1 Abs. 1 der Niedersächsischen Verordnung zur Durchführung des Tierseuchengesetzes (Nds. GVBl. S. 236) wird verordnet:
>
> §1
>
> Zum tollwutgefährdeten Bezirk wird erklärt:
> das Gebiet der Stadt ...
>   nördlich der Autobahn A2
> mit den Gemarkungen ... und ...
> und den Ortsteilen ... und ...
>
> §2
>
> Für den gefährdeten Bezirk gilt folgendes:
> Hunde und Katzen dürfen nicht frei laufen gelassen werden. Hiervon ausgenommen sind Hunde, die nachweislich unter wirksamem Impfschutz stehen und von einer Person begleitet werden, der sie zuverlässig gehorchen, sowie Katzen, die nachweislich unter wirksamen Impfschutz stehen.
>
> §3
>
> Ordnungswidrig im Sinne des § 76 Abs. 2 Nr. 2 des Tierseuchengesetz handelt, wer vorsätzlich oder fahrlässig entgegen § 2 in dem gefährdeten Bezirk Hunde und Katzen ohne wirksamen Impfschutz frei laufen läßt.
>
> §4
>
> Diese Verordnung tritt am Tage nach ihrer Verkündung in Kraft. Sie gilt bis auf Widerruf.
>
> Datum   Landkreis ...
>   Der Landrat
>   Im Auftrage

Übersicht 4 Beispiel einer Tierseuchenbehördlichen Verordnung eines Landkreises in Niedersachsen (nach *Menge*, pers. Mitt.)

Widerspruch als Rechtsbehelf: Dem verwaltungsgerichtlichen Verfahren geht ein Vorverfahren voran, indem zunächst bei der Behörde, die den Verwaltungsakt erlassen hat, ein Widerspruch eingelegt werden muß. Erkennt die Behörde nach entsprechender Prüfung den Widerspruch an, so hebt sie den Verwaltungsakt auf oder ändert ihn im Sinne des Widersprechenden ab, hält sie ihn jedoch für rechtmäßig und richtig, so wird der Widerspruch an die nächst höhere Behörde geleitet (z. B. vom Landkreis an die Bezirksregierung), die nun zu entscheiden hat. Wird der Widerspruch von der übergeordneten Behörde zurückgewiesen, steht nunmehr der Klageweg vor den Verwaltungsgerichten offen. Der Widerspruchsbescheid muß begründet und mit einer Rechtsmittelbelehrung versehen sein (§ 73 VwGO).

Fristen: Die Frist für den Widerspruch eines Verwaltungsaktes beträgt grundsätzlich ein Jahr, ist er jedoch mit einer Rechtsbehelfsbelehrung versehen, so verkürzt sich die Einspruchsfrist auf einen Monat. Hat die Behörde dem Widerspruch nicht abgeholfen, so muß innerhalb eines Monats nach Zustellung des Widerspruchsbescheides die Anfechtungsklage erhoben werden (§ 74 VwGO).

Aufschiebende Wirkung der Anfechtung eines Verwaltungsaktes: Die Anfechtung eines Verwaltungsaktes hat grundsätzlich aufschiebende Wirkung, so daß er zunächst nicht durch den Bürger befolgt werden muß (§ 80 VwGO). Die aufschiebende Wirkung entfällt jedoch, wenn dies in bestimmten, durch Bundesgesetz vorgeschriebenen Fällen ausdrücklich vorgesehen ist oder die sofortige Vollziehung durch die Behörde, insbesondere bei Bestehen eines öffentlichen Interesses, ausdrücklich angeordnet wird.

Nach § 80 TierSG hat die Anfechtung der Anordnung bestimmter Maßnahmen keine aufschiebende Wirkung. Auf eine sofortige Vollziehung kann im Interesse einer wirksamen Seuchenbekämpfung insbesondere nicht verzichtet werden bei der Anordnung der Absonderung kranker und verdächtigter Tiere, der Durchführung diagnostischer Untersuchungen, der Tötung von Tieren und der unschädlichen Beseitigung von Tieren.

Durchsetzung von Verwaltungsakten: Kommt der Empfänger den Forderungen eines Verwaltungsaktes nicht nach, so können diese mit Zwangsmitteln durchgesetzt werden. Dies ist rechtlich im Verwaltungs-Vollstreckungsgesetz (VwVG) geregelt. Voraussetzung ist, daß der Verwaltungsakt unanfechtbar ist, keine aufschiebende Wirkung besitzt oder seine sofortige Vollziehung angeordnet wurde. Zwangsmittel sind:

- Ersatzvornahme: die Vollzugsbehörde kann einen anderen mit der Vornahme einer Handlung auf Kosten des Pflichtigen beauftragen, z. B. Durchführung einer Desinfektion, der der Pflichtige nicht nachkommt,
- Zwangsgeld: kann dann festgesetzt werden, wenn die Erfüllung nur vom Willen des Pflichtigen abhängt und durch einen anderen nicht vorgenommen werden kann,
- unmittelbarer Zwang: hierbei handelt es sich um eine unmittelbare Gewaltanwendung (ev. unter Beteiligung der uniformierten Polizei), wenn das angestrebte Ziel durch die anderen Zwangsmittel nicht erreichbar ist.

Zwangsmittel müssen schriftlich angedroht werden, zur Erfüllung der Verpflichtung ist eine Frist zu bestimmen, innerhalb der der Vollzug billigerweise zugemutet werden kann. Ausnahme: wenn der sofortige Vollzug zur Verhinderung einer rechtswidrigen Tat oder zur Abwendung einer drohenden Gefahr notwendig ist.

2.7 Strafrecht und Ordnungswidrigkeitenrecht

Das gesamte Recht der Bundesrepublik Deutschland, das zur Ahnung von Verstößen gegen Rechtsnormen Sanktionen in Gestalt von Strafen, Maßregeln oder Geldbußen androht (repressives Recht), läßt sich in zwei große Sachgebiete einteilen: in das Strafrecht und das Ordnungswidrigkeitenrecht.

Strafrecht: das ist die Gesamtheit der Rechtsnormen, die regeln, welches Verhalten der Gesetzgeber zum Schutz wichtiger Gemeinschaftsgüter und zur Sicherung eines gedeihlichen Zusammenlebens verbietet und welche Sanktionen für verbotswidriges Verhalten drohen. Innerhalb dieses materiellen Strafrechts unterscheidet man:

Hauptstrafrecht: das ist das Strafgesetzbuch (StGB) mit einem „Allgemeinen Teil", der neben Definitionen die allgemeinen Voraussetzungen und Folgen einer Straftat regelt, und einem „Besonderen Teil", der die einzelnen mit Strafe bedrohten Handlungen und den jeweils vorgesehenen Strafrahmen normiert.

Nebenstrafrecht: das sich aus zahlreichen Strafnormen in Spezialgesetzen zusammensetzt, das TierSG gehört zum Nebenstrafrecht. Ergänzt wird das Strafrecht durch das Strafverfahrensrecht (formelles Strafrecht), dazu gehört das Gerichtsverfassungsgesetz (regelt u.a. Aufbau und Zuständigkeit der Strafgerichte und der Staatsanwaltschaft) und die Strafprozeßordnung (StPO).

Straftat: Eine Straftat muß folgende Voraussetzungen erfüllen: Schuld (grundsätzlich Vorsatz), Tatbestandserfüllung, Rechtswidrigkeit des Handelns. Der Verdacht auf eine Straftat muß von der Staatsanwaltschaft verfolgt werden (Legalitätsprinzip). Die Straftatbestände sind in den §§ 74 und 75 TierSG festgelegt. Die Strafe kann Freiheitsstrafe (maximal 2 Jahre, bei absichtlicher Gefährdung von Tierbeständen bis 5 Jahre) oder Geldstrafe sein. Geldstrafe wird in Tagessätzen verhängt, sie beträgt mindestens 5 Tagessätze und im Höchstmaß 360 Tagessätze. Dabei wird die Höhe des Tagessatzes unter Berücksichtigung der persönlichen und wirtschaftlichen Verhältnisse vom Gericht bestimmt, wobei die Höchstgrenze bei 10.000 DM liegt.

Ordnungswidrigkeitenrecht: Rechtliche Grundlage ist das Ordnungswidrigkeitengesetz (OWiG). Zahlreiche Zuwiderhandlungen gegen tierseuchenrechtliche Vorschriften oder Anordnungen, die im § 76 TierSG und in vielen VO zum TierSG aufgelistet werden, sind als Ordnungswidrigkeiten eingestuft und als solche unter Bußgeldandrohung gestellt. Ordnungswidrigkeiten wird als sog. Verwaltungsunrecht kein krimineller Gehalt zugewiesen, weshalb sie nicht mit Strafe geahndet werden. Für die Verfolgung und Ahndung von Ordnungswidrigkeiten ist grundsätzlich die Verwaltungsbehörde zuständig. Diese entscheidet nach dem Opportunitätsprinzip, d.h. nach pflichtgemäßem Ermessen, ob das öffentliche Interesse eine Verfolgung erfordert (im Gegensatz zum Legalitätsprinzip bei Straftaten). Die Ordnungswidrigkeit kann maximal mit einer Geldbuße bis zu 50.000 DM geahndet werden (§ 76 Abs. 3 TierSG). Die Ordnungswidrigkeit wird durch einen Bußgeldbescheid geahndet, gegen diesen hat der Betroffene das Rechtsmittel des Einspruchs an das Amtsgericht. Eine Ordnungswidrigkeit setzt nach § 76 Abs. 2 TierSG vorsätzliches oder fahrlässiges Handeln voraus; fahrlässig handelt, wer die erforderliche Sorgfalt nach den Umständen des Falles und den persönlichen Fähigkeiten und Kenntnissen außer acht läßt.

2.8 Aufgaben und Stellung des beamteten Tierarztes in der Tierseuchenbekämpfung

Geschichtliche Entwicklung: Als Reaktion auf die verheerenden Seuchenzüge, die im 18. Jahrhundert besonders als Rinderpest auftraten, sind im 19. Jahrhundert umfassende Tierseuchenbekämpfungsvorschriften geschaffen worden (s. S. 2). Parallel dazu entstand ein Veterinärbeamtentum. Beispielhaft sei dessen Entwicklung für Preußen skizziert.

Untersuchungen zur Seuchenfeststellung, die mit der Ausführung des „Viehsterbepatent" vom 2.4.1803 erforderlich wurden, wurden zunächst dem Landrat und dem Kreisphysikus übertragen, da es zu diesem Zeitpunkt kaum ausreichend Tierärzte im Land gab. Die Anfänge eines Veterinärbeamtentums haben sich beim Preußischen Ministerium des Innern aufgrund der Kgl. Kabinettsorder vom 13.6.1817 entwickelt. Danach sollte in jedem Regierungsbezirk ein prakt. Tierarzt als „Departementstierarzt" mit 300 Talern Gehalt und ohne Pensionsanspruch eingestellt werden. Außerdem sollten „in Gegenden, wo es angemessen befunden wird" noch Kreistierärzte mit 100 Talern jährlicher Besoldung angestellt werden. Im Jahre 1848 waren Departementstierärzte bei allen Regierungen sowie 169 Kreistierärzte in 325 Kreisen vorhanden.

Mit der Zunahme der beamteten Tierärzte stiegen auch die qualitativen Anforderungen. Im Jahr 1853 wurde erstmalig eine vollständige Kreistierarztprüfung eingeführt, die einen schriftlichen, mündlichen und praktischen Abschnitt hatte.

Die weitere Entwicklung des Veterinärbeamtentums hat sich jedoch zunächst mit vielen Enttäuschungen sehr langsam vollzogen. Das angestrebte Ziel, die Unterordnung unter das Medizinalwesen zu beseitigen und die Gleichstellung mit den Ärzten zu erreichen, wurde zuerst in Bayern (1909) erreicht. In Preußen wurde der Ausbau 1913 vollendet, indem die Kreistierärzte die Gleichstellung mit den Kreisärzten erhielten. In der Nachfolgezeit hat sich das Veterinärbeamtentum ständig weiterentwickelt, insbesondere in der Nachkriegszeit entstanden aus den bis dahin auf der unteren Verwaltungsebene üblichen „Ein-Mann-Betrieben" Veterinärämter mit fast immer mehreren beamteten Tierärzten.

Aufgabenstellung und beamtenrechtliche Stellung des beamteten Tierarztes: Die Aufgabenzuweisung an den bTA erfolgt in § 2 Abs. 2 TierSG, der zwischen bTA, die vom Staate angestellt sind oder deren Anstellung vom Staate bestätigt ist, unterscheidet. In beiden Fällen handelt es sich um bTA im Sinne des Beamtenrechts.

„Vom Staate angestellte Tierärzte" sind unmittelbare Landesbeamte. Dabei handelt es sich in allen Ländern um die bei den obersten und mittleren Behörden tätigen bTA. Bei den unteren Landesbehörden sind sie nur dann Landesbeamte, wenn sie in staatlichen Veterinärämtern tätig sind (s. S. 11). Tierärzte, „deren Anstellung vom Staate bestätigt ist", sind bTA der kommunalen Veterinärämter bzw. der kreisfreien Städte. Ihre Anstellung bedarf der Bestätigung durch das Land, dies wird in einigen Ländern durch das AGTierSG ausdrücklich gefordert.

Ausbildung und Prüfung des beamteten Tierarztes: Zur Anstellung als bTA ist das Bestehen der staatstierärztlichen Prüfung („Kreisexamen") erforderlich. Der vorangehende Ausbildungsweg sowie die Art der Prüfung sind landesrechtlich in Laufbahn-Verordnungen geregelt, die sich auf das jeweilige Landesbeamtengesetz stützen. In den meisten Ländern wird ein zweijähriges „Referendariat" gefordert, das mit einer Prüfung abgeschlossen wird. Als Beispiel sei der Ausbildungsweg in Niedersachsen beschrieben (VO über die Ausbildung und Prüfung für die Laufbahn des höheren Veterinärdienstes des Landes Niedersachsen vom 13.5.76, mehrfach geändert). Die Ausbildung dauert zwei Jahre, es können jedoch nach der Approbation ausgeübte Tätigkeiten bis zu einem Jahr angerechnet werden. Während dieser Zeit führt der Auszubildende die Dienstbezeichnung Veterinärreferendar und ist Beamter auf Widerruf. Er durchläuft Ausbildungsabschnitte in der Veterinärverwaltung einer unteren und mittleren Verwaltungsbehörde, am

Schlachthof, an einem staatlichen Veterinäruntersuchungsamt sowie ein Fachseminar (an der Tierärztlichen Hochschule Hannover). Mit der bestandenen Prüfung erwirbt der Referendar den Befähigungsnachweis für die Anstellung als bTA.

In bestimmten Arbeitsbereichen der Veterinärverwaltung können auch Tierärzte, die die Prüfung für den Staatsdienst nicht abgelegt haben, eingestellt und in das Beamtenverhältnis übernommen werden. Dies trifft besonders für Veterinäruntersuchungsämter zu, in denen Bedarf an (Fach-)Tierärzten mit Spezialkenntnissen (z. B. Mikrobiologie, Pathologie, Lebensmittelkunde) besteht.

Vertretung beamteter Tierärzte durch andere Tierärzte: Nach § 2 Abs. 2 Satz 2 TierSG können anstelle der bTA im Falle ihrer Behinderung oder aus sonstigen Gründen andere Tierärzte zugezogen werden.

„Andere" Tierärzte können sein:

- Tierärzte im Angestelltenverhältnis, die an einem Veterinäramt tätig sind. Diese können den bTA in der Gesamtheit seiner Aufgaben in der Tierseuchenbekämpfung vertreten, häufiger werden aber begrenzte Sonderaufgaben zugewiesen, z. B. Durchführung diagnostischer Untersuchungen, Impfungen o.ä.
- Praktizierende Tierärzte, die im Rahmen eines begrenzten amtlichen Untersuchungsauftrages tätig werden (Untersuchung von Tierbeständen, Entnahme von diagnostischem Material, Durchführung von Impfungen u.a.). Die Mitwirkungsmöglichkeit von prakt. Tierärzten ist für die Bewältigung umfangreicher, personalintensiver Untersuchungsaufgaben für die Durchführung der Tierseuchenbekämpfung von erheblicher praktischer Bedeutung.

2.9 Sonderzuständigkeiten bei der Tierseuchenbekämpfung

Abweichend von der Zuständigkeit der Landesbehörden für die Durchführung des TierSG bestehen nach § 3 TierSG für folgende Einrichtungen Sonderrechte:

Bundeswehr: Ihr obliegt in ihrem Bereich die Durchführung der tierseuchenrechtlichen Vorschriften in eigener Zuständigkeit. Ausbruch, Verlauf und Erlöschen sowie bei bekämpfungspflichtigen Seuchen auch die Schutzmaßregeln müssen der zuständigen Landesbehörde mitgeteilt werden.

Bundesforschungsanstalt für Viruskrankheiten der Tiere, Bundesinstitut für gesundheitlichen Verbraucherschutz und Veterinärmedizin, Paul-Ehrlich-Institut: Diesen Bundesinstituten obliegt die Bekämpfung von Tierseuchen bei ihren eigenen Tieren, soweit die Seuche Gegenstand bestimmter wissenschaftlicher Versuche ist.

Kliniken und Institute tierärztlicher Lehranstalten, andere an der wissenschaftlichen Erforschung von Tierseuchen arbeitende Einrichtungen, bei denen ein Tierarzt angestellt ist: Diesen Einrichtungen können von der obersten Landesbehörde die gleichen Rechte wie den Bundesinstituten übertragen werden. Die den wissenschaftlichen Einrichtungen zugestandenen Sonderrechte betreffen nur institutseigene Versuchstiere. Wird z. B. bei einem Klinikpatienten einer Universitätsklinik eine anzeige- und bekämpfungspflichtige Seuche festgestellt, so muß deren Bekämpfung durch die zuständige Behörde (Veterinäramt) erfolgen, da es sich nicht um klinikeigene Tiere handelt.

3 Der Einfluß der Europäischen Gemeinschaft auf das deutsche Tierseuchenrecht

3.1 Entwicklung und Struktur der EU

Mit der Gründung der EWG durch die Römischen Verträge vom 25.3.1957 haben sich die Mitgliedstaaten das Ziel eines einheitlichen Wirtschaftsraumes gestellt, der entsprechend der Einheitlichen Europäischen Akte vom 28.2.1986 bis zum 31.12.1992 verwirklicht wurde. Seit dem 1.1.1993 ist die EWG ein Raum ohne Binnengrenzen, in dem freier Waren-, Personen-, Dienstleistungs- und Kapitalverkehr gewährleistet sind.

Organe der EWG sind gemäß Art. 137 EWG-Vertrag das Europäische Parlament, der Rat, die Kommission, der Europäische Gerichtshof und der Europäische Rechnungshof. Durch Vertrag über die Einsetzung eines gemeinsamen Rates und einer gemeinsamen Kommission der Europäischen Gemeinschaften vom 8.4.65 sind der Rat und die Kommission mit den entsprechenden Organen der beiden anderen Gemeinschaften (Kohle und Stahl = Montanunion, Euratom) fusioniert worden, so daß sie heute als Rat bzw. Kommission der Europäischen Gemeinschaften bezeichnet werden.

Einen weiteren Fortschritt in der europäischen Integration erbrachte der „Vertrag von Maastricht" vom 7.2.92 mit der Einführung der „Europäischen Union" (EU). Die bisherigen Verträge über Montanunion, Euratom und EWG wurden ergänzt, die umfassendste der drei Gemeinschaften, die EWG, erhielt die Bezeichnung „Europäische Gemeinschaft" (EG). Dadurch und mit der Aufnahme neuer Aufgaben (gemeinsame Außen- und Sicherheitspolitik, Zusammenarbeit in den Bereichen Justiz und Inneres u.a.) wurde die Einführung des Begriffes EU begründet.

Organe und Institutionen der EU: Die Hauptorgane der EU sind das Europäische Parlament, der Rat, die Kommission, der Gerichtshof und der Rechnungshof, die für die heute noch formell getrennten drei Gemeinschaften handeln; dabei gilt die Organstruktur der Europäischen Gemeinschaften auch für die EU (Ausnahme Gerichtshof).

Europäisches Parlament: Volksvertretung, die Wahl der Abgeordneten erfolgt seit 1979 durch die Bevölkerung der Mitgliedstaaten. Das Parlament besitzt Haushalts-, Kontroll-, außenpolitische Rechte und ist an der Rechtsetzung der EU beteiligt. Ein volles Mitentscheidungsrecht besitzt es nicht, Rechtsätze werden im wesentlichen durch den Rat in Zusammenarbeit mit der Kommission erlassen.

Rat: setzt sich in der EU durch je einen Minister eines jeden Mitgliedstaates zusammen, z.B. Rat der Agrarminister. Der Rat der Regierungschefs wird als „Europäischer Rat" bezeichnet, er tritt jährlich mindestens zweimal zusammen.

Der Rat besitzt im Zusammenwirken mit dem Parlament und der Kommission Rechtsetzungsbefugnisse (s. S. 20) und kann die Durchführung der von ihm erlassenen Rechtsvorschriften auf die Kommission übertragen.

Abstimmung: Bei einstimmig zu treffenden Beschlüssen hat jeder Mitgliedstaat eine Stimme, bei Beschlüssen mit qualifizierter Mehrheit haben die Länder ein unterschiedliches Gewicht.

Kommission: setzt sich seit 1995 aus 20 Mitgliedern (Kommissare) zusammen, jeder Mitgliedstaat entsendet mindestens einen Kommissar, die größeren Staaten mindestens zwei. Die Kommission gilt allgemein als „Exekutive" der EU, sie besitzt neben den Exekutivrecht (Ausführung und Umsetzung des EU-Rechts) Kontrollrechte (Überwachung der Einhaltung der Rechtsvorschriften durch die Mitgliedstaaten) sowie Legislativrechte (Initiativrecht bei der Rechtsetzung).

Europäischer Gerichtshof: oberstes Gericht der EU.

Europäischer Rechnungshof: zuständig für die Haushaltskontrolle.

Neben den eigentlichen Organen der EU hat die EG weitere Institutionen gegründet, die für das spezielle Gebiet der Tierseuchenbekämpfung von Bedeutung sind:

Ständiger Veterinärausschuß: Eingerichtet durch Beschluß des Rates vom 15.10.68 (68/361/EWG). Über den Ständigen Veterinärausschuß soll eine enge Zusammenarbeit zwischen den Mitgliedstaaten und der Kommission gewährleistet werden, er berät die Kommission und bereitet deren Entscheidungen vor. Der Ausschuß besteht aus Vertretern der Mitgliedstaaten, den Vorsitz führt ein Vertreter der Kommission. Es werden keine ständigen Vertreter berufen, sondern die Mitgliedstaaten entsenden jeweils den Beamten, der für die anstehenden Fragen sachlich zuständig ist.

Wissenschaftlicher Veterinärausschuß: Eingerichtet durch Beschluß der Kommission vom 30.7.81 (81/651/EWG). Der Ausschuß setzt sich aus qualifizierten Wissenschaftlern zusammen und will die Kommission in wissenschaftlichen und technischen Fragen beraten.

3.2 Rechtsnormen in der EU

Die Organe der EU haben im Unterschied zu sonstigen zwischenstaatlichen Organisationen die Möglichkeit, Rechtsakte im Rahmen autonomer Entscheidungsbefugnisse zu erlassen (**Schmahl** 1996). Diese Rechtsakte heißen:

- **Verordnungen**: sie sind in allen ihren Teilen verbindlich und unmittelbar geltendes Recht. Erlassen werden die Verordnungen durch Rat und Kommission unter Beteiligung des Parlaments. Eine legislative Tätigkeit des nationalen Gesetzgebers erübrigt sich damit. Die unmittelbare Geltung einer Verordnung besteht darin, daß sie keinerlei weiterer Handlung des Mitgliedstaates zu ihrer Wirksamkeit bedarf.
- **Richtlinie**: ist für jeden Mitgliedstaat, an den sie gerichtet wird, hinsichtlich des zu erreichenden Ziels verbindlich, überläßt jedoch den innerstaatlichen Stellen die Wahl der Form und der Mittel. Die Richtlinie ist im Bereich der Tierseuchen das wichtigste Instrument der Rechtsangleichung geworden. Die Überführung in das nationale Recht erfolgte durch eine Änderung des TierSG und überwiegend durch auf das TierSG gestützte VO.

- **Entscheidungen**: sind in allen ihren Teilen für diejenigen verbindlich, die sie bezeichnen. Entscheidungen der Kommission können an Mitgliedstaaten gerichtet sein (z. B. Handelsbeschränkungen beim Auftreten von Seuchen) und müssen dann, wenn sie den Bürgern Verpflichtungen abverlangen, in nationales Recht überführt werden.
- **Empfehlungen und Stellungnahmen** sind nicht verbindlich.

3.3 Tierseuchenrechtliche Vorschriften der EG im gemeinsamen Binnenmarkt

Die Freiheit des Wirtschafts- und Warenverkehrs darf nach Art. 36 des EWG-Vertrages nur aus wenigen Gründen, u.a. zum Schutz der Gesundheit und des Lebens von Mensch und Tier, eingeschränkt werden. Handelshemmnisse, die sich in diesem Rahmen sowohl aus der unterschiedlichen Tierseuchensituation als auch verschiedenen Rechtsvorschriften in den Mitgliedstaaten ergaben, mußten zur Verwirklichung des Binnenmarktes am 1.1.93 mit der Zielsetzung harmonisiert werden, in allen Mitgliedstaaten möglichst gleiche Verhältnisse zu schaffen. Hierzu hat die EG ein umfangreiches Rechtswerk geschaffen. Da es sich durchweg um RL handelt, die in nationales Recht (z. B. Binnenmarkt-Tierseuchenschutz-VO, VO zur Bekämpfung einzelner Seuchen wie Rindertuberkulose, Brucellose, MKS, KSP) transferiert werden mußten, sollen hier nur die wichtigsten RL aufgezählt werden. Inhaltlich lassen sie sich nach folgenden Gesichtspunkten aufgliedern.

Harmonisierung der Handelsvorschriften beim innergemeinschaftlichen Verbringen und bei der Einfuhr: RL zur Regelung tier-/viehseuchenrechtlicher Fragen, z. B.:

- RL 64/432/EWG beim innergemeinschaftlichen Verkehr mit Rindern und Schweinen,
- RL 91/68/EWG zum innergemeinschaftlichen Handelsverkehr mit Schafen und Ziegen,
- RL 72/461/EWG beim innergemeinschaftlichen Handelsverkehr mit frischem Fleisch,
- RL 90/539/EWG für den innergemeinschaftlichen Handel mit Geflügel und Bruteier und für ihre Einfuhr aus Drittländern,
- RL 90/427/EWG für das Verbringen von Equiden und ihre Einfuhr aus Drittländern,
- RL 88/407/EWG für den innergemeinschaftlichen Handelsverkehr mit Samen von Rindern und dessen Einfuhr,
- für den innergemeinschaftlichen Handelsverkehr mit Samen von Schweinen und dessen Einfuhr,
- RL 89/556/EWG für den innergemeinschaftlichen Handel mit Embryonen von Hausrindern und ihrer Einfuhr aus Drittländern.

Einheitliches Außenregime der Mitgliedstaaten gegenüber Drittländern beim Handel mit Tieren und Erzeugnissen: Der einheitliche Wirtschaftsraum innerhalb der Gemeinschaft erfordert eine Absicherung gegen Seucheneinschleppungen aus Staaten, die der Gemeinschaft nicht angehören (Drittländer). Dies ist nur erreichbar, wenn die Gemeinschaft als Ganzes einheitliche Regelungen über die Einfuhr von Tieren, Teilen von Tieren und Erzeugnissen trifft. Diese beruhen auf dem Prinzip, daß alle Mitgliedstaaten Einfuhren nur aus denselben Drittländern und unter den gleichen tierseuchenrechtlichen Bedingungen gestatten. Tiere und Waren sind an der Außengrenze der Gemeinschaft von dem Mitgliedstaat, der zuerst berührt wird, in einer zugelassenen Grenzkontrollstelle abzufertigen und danach in der gesamten Gemeinschaft verkehrsfähig. Grundsätzlich werden Drittländer nicht schlechter gestellt als Mitgliedstaaten.

Die Drittländer, die die Bedingungen für eine bedenkenfreie Einfuhr erfüllen (nach einer entsprechenden Prüfung vor Ort), werden in den sogen. Drittländerlisten aufgeführt, aus denen zu ersehen ist, ob die Einfuhr von lebenden Tieren, frischem Fleisch oder Fleischerzeugnissen aus einem Drittland zugelassen ist.

Einheitliche Maßnahmen in den Mitgliedstaaten zur Bekämpfung von bestimmten Seuchen als Voraussetzung für einen möglichst ungestörten Handelsverkehr, die hierzu wichtigsten RL sind:

- RL 77/391/EWG: Maßnahmen zur Tilgung der Tuberkulose, Brucellose und Leukose der Rinder,
- RL 80/277/EWG: Maßnahmen zur Bekämpfung der KSP,
- RL 85/511/EWG: Maßnahmen zur Bekämpfung der MKS,
- RL 92/661/EWG: Maßnahmen zur Bekämpfung der Newcastle Krankheit,
- RL 92/40/EWG: Maßnahmen zur Bekämpfung der Geflügelpest,
- RL 91/119/EWG: Bekämpfung bestimmter Tierseuchen sowie besondere Maßnahmen gegen die Vesikuläre Schweinekrankheit, die RL gilt für bestimmte, in der Gemeinschaft normalerweise nicht vorkommende Seuchen (exotische Tierseuchen),
- RL 92/117/EWG: Bekämpfung von Zoonosen bzw. ihrer Erreger bei Tieren und Erzeugnissen tierischen Ursprungs zur Verhütung lebensmittelbedingter Infektionen und Vergiftungen (Zoonosen-RL),
- RL 93/53/EWG: Mindestmaßnahmen zur Bekämpfung bestimmter Fischseuchen.

Schaffung eines einheitlichen Kontrollsystems innerhalb der EG. Die Einhaltung der den Handelsverkehr betreffenden Vorschriften bedarf, um Seucheneinschleppungen möglichst zu vermeiden, einer ständigen Kontrolle, dem dienen die folgenden RL:

- RL 89/662/EWG: Veterinärkontrollen von Erzeugnissen im innergemeinschaftlichen Handelsverkehr,
- RL 9/425/EWG: Veterinärkontrollen von lebenden Tieren im innergemeinschaftlichen Handelsverkehr,
- RL 90/675/EWG: Veterinärkontrollen von aus Drittländern eingeführten Erzeugnissen,
- RL 91/496/EWG: Veterinärkontrollen von aus Drittländern eingeführten lebenden Tieren.

4 Bekämpfung von Tierseuchen beim innergemeinschaftlichen Verbringen sowie bei der Einfuhr und Ausfuhr (§§ 6–8 TierSG)

Dieses Teilgebiet des Tierseuchenrechts regelt Maßnahmen, die beim Handelsverkehr mit dem Ausland, seien es Mitgliedstaaten der EG oder Drittländer, zu beachten sind. Sie haben das Ziel, Seucheneinschleppungen oder -verschleppungen zu verhindern. Das Rechtsgebiet gilt aufgrund der zahlreichen Einzelvorschriften (nationales Recht, EG-Richtlinien und -Entscheidungen) als besonders kompliziert, es soll hier nur stichwortartig beschrieben werden.

Die grundlegenden Begriffe sind in § 1 TierSG definiert:
- **innergemeinschaftliches Verbringen**: jedes Verbringen aus einem anderen Mitgliedstaat (der EG) und nach einem anderen Mitgliedstaat sowie das Verbringen im Inland zum Zwecke des Verbringens nach einem anderen Mitgliedstaat.
- **Einfuhr**: Verbringen aus einem Drittland in die EG,
- **Ausfuhr**: Verbringen aus dem Inland in ein Drittland,
- **Mitgliedstaat**: Staat, der der Europäischen Gemeinschaft angehört,
- **Drittland**: Staat, der der Europäischen Gemeinschaft nicht angehört.

4.1 Das Verbringungs-, Ein- und Ausfuhrverbot des § 6 TierSG

Der § 6 TierSG verbietet das Verbringen, die Ein- und die Ausfuhr u.a. für:
- seuchenkranke und verdächtige Tiere sowie von Erzeugnissen, Rohstoffen und Abfällen solcher Tiere,
- von toten Tieren, Teilen, Erzeugnissen, Rohstoffen, die zur Zeit des Todes seuchenkrank oder verdächtig gewesen oder die an einer Seuche verendet sind,
- von sonstigen Gegenständen, von denen nach den Umständen des Falles anzunehmen ist, daß sie Träger des Ansteckungsstoffes sind.

4.2 Verbringungs-, Ein- und Ausfuhrregelungen nach § 7 TierSG

Nach § 7 TierSG wird das BML ermächtigt, durch Rechts-VO mit Zustimmung des Bundesrates das Verbringen, die Ein- und Ausfuhr von
- lebenden und toten Tieren,
- Teilen, Erzeugnissen, Rohstoffen, Abfällen von Tieren,
- sonstigen Gegenständen, die Träger von Ansteckungsstoffen sein können,

zu verbieten oder zu beschränken.

Aufgrund dieser Ermächtigung wurde vom BML erlassen:

4.3 Die Binnenmarkt-Tierseuchenschutzverordnung

VO über das innergemeinschaftliche Verbringen sowie die Ein- und Ausfuhr von Tieren und Waren (Binnenmarkt-Tierseuchenschutz-VO, BmTierSSchVO), mehrfach geändert bzw. neu bekanntgemacht.

Diese VO basiert weitgehend auf EG-Recht, für ihre inhaltliche Gestaltung waren deswegen wichtige RL maßgebend (s. S. 21).

Anwendungsbereich der VO: Die VO regelt das innergemeinschaftliche Verbringen, die Ein- und Ausfuhr:

- lebender Klauentiere, Einhufer, Hunde, Hauskatzen, Hasen, Kaninchen, Affen (Simiae), Halbaffen (Prosimiae), Frettchen, Füchse, Nerze, lebenden Geflügels sowie lebender Papageien, Sittiche und sonstiger Vögel, Süßwasserfische und Bienen (Tiere),
- toter Tiere und Teilen, Erzeugnissen, Rohstoffen und Abfällen der genannten Arten sowie aus Meerestieren gewonnenen Mehlen (Waren),
- von Gegenständen, die Träger von Ansteckungsstoff sein können (Gegenstände).

Innergemeinschaftliches Verbringen und Gesundheitszeugnisse: Grundsätzlich bestehen keine Beschränkungen hinsichtlich der Herkunft aus einem bestimmten Mitgliedstaat, es sei denn, daß in dem Herkunftsland eine besondere Seuchensituation besteht, die zu einem Verbringungsverbot geführt hat.

Jedes Verbringen von Tieren/Waren muß von einem Zertifikat begleitet werden, in dem Herkunft, Bestimmungsort und gemeinschaftsrechtlich vorgeschriebene Gesundheitsgarantien bescheinigt werden. Mit der Ausstellung des Zertifikats durch den bTA am Herkunftsort übernimmt dieser und damit das Herkunftsland die entscheidende Verantwortung für den Handel mit gesunden Tieren bzw. hygienisch einwandfreien Waren. Die ausgestellten Zertifikate müssen von allen Mitgliedstaaten anerkannt werden.

Einfuhr aus Drittländern: Die Mitgliedstaaten erhalten die notwendige Information, welche Tiere oder Waren aus Drittländern eingeführt werden dürfen, aus den sog. Drittländerlisten (s. S. 22). Die Einfuhruntersuchung erfolgt an den Außengrenzen der Gemeinschaft, danach sind im Verdachtsfall Kontrollen während des Transportes möglich. Die Einfuhr darf nur über Zollstellen mit zugeordneten Grenzkontrollstellen erfolgen, die das BML im Bundesanzeiger bekanntmacht. Die Einfuhruntersuchung besteht in einer Dokumentenkontrolle, Nämlichkeitsprüfung (d.h. die Übereinstimmung der Dokumente mit den gekennzeichneten Tieren/Waren) und physischen Untersuchung (d.h. Untersuchung der Tiere/Waren durch den bTA). Die Ankunft der Tiere/Waren ist vorher anzuzeigen. Im Falle der Beanstandung muß die Behörde geeignete Maßnahmen anordnen, um ein Seuchenrisiko zu vermeiden. Dabei ist die Zurücksendung der Sendung die Regel, im Einzelfall können nach §8 TierSG auch die Maßnahmen der §§ 19–30 TierSG angeordnet werden.

Maßnahmen nach dem Verbringen/der Einfuhr: In verschiedenen Fällen ist unmittelbar nach dem Verbringen/der Einfuhr eine volle Freizügigkeit der Tiere/ der Waren nicht gegeben. Für bestimmte Tier- und Warenkategorien besteht die Verpflichtung, sie bestimmten Einrichtungen oder Betrieben zuzuführen, um ein Restrisiko einer Seucheneinschleppung durch geeignete Behandlung, Lagerung, Quarantäne oder die alsbaldige Schlachtung zu vermeiden. Beispiele:

Verbrachte oder eingeführte Schlachtklauentiere oder -einhufer dürfen nur unmittelbar einem zugelassenen Schlachttiermarkt (gilt nicht für Einhufer), einem öffentlichen oder zugelassenen nichtöffentlichen Schlachthaus zugeführt werden und sind innerhalb von 5 Tagen zu schlachten, Zucht- und Nutzrinder sowie Zuchtschweine unterliegen im Bestimmungsbetrieb der amtlichen Beobachtung.

Bestimmte tierische Rohmaterialien, z. B. Tierkörperteile, Nebenprodukte der Schlachtung, zur Herstellung von pharmazeutischen oder technischen Erzeugnissen oder von Futtermitteln dürfen nur in zugelassenen Be- oder Verarbeitungsbetrieben gebracht werden (§ 14a BmTierSSchVO).

Zeitlich begrenzte Verbringungs- oder Einfuhrverbote: In besonderen Seuchensituationen können kurzfristig vorübergehende Verbote oder Beschränkungen für das Verbringen bzw. die Einfuhr von seuchenempfänglichen Tieren oder Teilen und Erzeugnissen von solchen Tieren erforderlich werden. Das Verfahren ist in der Regel so, daß die Kommission der EU Entscheidungen über ein Verbringungs- oder Einfuhrverbot trifft, die vom BML im Bundesanzeiger veröffentlicht werden. Beispielsweise wurden in den vergangenen Jahren Verbringungs-/Einfuhrverbote angesichts einer bedrohlichen Seuchensituation in verschiedenen Ländern wegen Lungenseuche, MKS, KSP, BSE u.a. Seuchen erlassen. Solche Verbote unterliegen wegen der sich wandelnden Seuchensituation häufigen Änderungen.

4.4 Einfuhr von Tierseuchenerregern

Rechtsgrundlage: VO über das innergemeinschaftliche Verbringen und die Einfuhr von Tierseuchenerregern (Tierseuchenerreger-Einfuhr-VO), Bekanntmachung vom 13.12.1982.

Die VO nimmt innerhalb des Einfuhrrechts eine Sonderstellung ein, da es noch keine Gemeinschaftsregelung gibt, es sich somit um originär nationales Recht handelt.

Tierseuchenerreger sind nach der VO **vermehrungsfähige** Erreger, die bei Tieren Krankheiten hervorrufen können, sowie vermehrungsfähige, hinsichtlich ihrer Virulenz modifizierte Stämme, die von solchen Erregern abstammen.

Die VO geht von dem Grundsatz aus, daß das innergemeinschaftliche Verbringen bzw. die Einfuhr von Tierseuchenerregern verboten sind.

Vom grundsätzlichen Verbot des Verbringens/der Einfuhr gibt es Ausnahmemöglichkeiten, die, in Abhängigkeit von der Gefährlichkeit des Erregers und seiner Verbreitung, mit unterschiedlichen Auflagen zu verbinden sind.

5 Maßnahmen zur Verhütung von Seuchenausbrüchen

5.1 Allgemeines und Rechtsgrundlagen

Bei den Bekämpfungsmaßnahmen des TierSG wird unterschieden zwischen:
- **prophylaktischen Maßnahmen**, die den Ausbruch einer Seuche verhüten sollen = **Schutzmaßregeln gegen die allgemeine Seuchengefahr** (§§ 16–17h TierSG) und
- Maßregeln, die entstandene Seuchenherde tilgen sollen, = **Schutzmaßregeln gegen die besondere Seuchengefahr** (§§ 16–30 TierSG).

Die prophylaktischen Maßnahmen sind von erheblicher praktischer Bedeutung, denn überall und zu jeder Zeit können dort, wo Tiere gehalten werden, Seuchen ausbrechen. Unter dieser Zielsetzung gilt der Grundsatz, daß vorbeugende Maßnahmen auch in seuchenfreien Zeiten gelten müssen, sie wurden deswegen ursprünglich als Maßnahmen gegen die ständige Seuchengefahr bezeichnet. Zum dauernden Schutz vor diesen ständigen Gefahren besitzen die Veterinärbehörden präventive Befugnisse, die im TierSG, im TierKBG und in den zu diesen Gesetzen ergangenen VO enthalten sind.

Über die im TierSG enthaltene Ermächtigung zum Erlaß von VO zur Bekämpfung der allgemeinen Seuchengefahr s. S. 19.

5.2 Die Bedeutung von Futtermitteln als Überträger von Krankheitserregern

Futtermittel, insbesondere solche tierischer Herkunft, können Krankheitserreger enthalten, die entweder primär aus infizierten Tieren stammen (z. B. KSP-Virus) oder Folge einer sekundären Kontamination (z. B. Salmonellen) sind.

5.2.1 Milch und Molkereien

Über den Milchverkehr können Tierseuchenerreger verschleppt werden. Träger der Erreger können sein:
- die **Milch** selbst als Folge einer Euterausscheidung oder sekundären Kontamination,
- **Zentrifugenschlamm**, der bei der Bearbeitung der Milch anfällt und in dem es zu einer Konzentration der Erreger kommt,
- **Milchgefäße**, denen der Erreger anhaften kann, dies ist besonders gefährlich bei hochkontagiösen Seuchen wie z. B. der MKS.

Um dieser Seuchengefahr zu begegnen, ist aufgrund von § 17 Abs. 1 Ziff. 5 TierSG im § 15 der Milch-VO vorgeschrieben, daß Milch aus Be- und Verarbeitungsbetrieben sowie Rückstände aus Milch-Reinigungs- und Entkeimungseinrichtungen als

Futtermittel nur abgegeben werden dürfen, wenn sie zuvor ausreichend erhitzt wurden. Das Wärmebehandlungsverfahren wird nicht näher benannt, es ist von der zuständigen Behörde zu benennen. Eine unschädliche Beseitigung des Zentrifugenschlamms, die bisher vorgeschrieben war, wird nicht mehr gefordert.

5.2.2 Tierkörperbeseitigung

5.2.2.1 Rechtsgrundlagen

Tierkörperbeseitigungsrecht:
- Gesetz über die Beseitigung von Tierkörpern, Tierkörperteilen und Erzeugnissen (Tierkörperbeseitigungsgesetz, TierKBG) vom 2.9.1975,
- VO über Tierkörperbeseitigungsanstalten und Sammelstellen (Tierkörperbeseitigungsanstalten-VO, TierKBAVO) vom 1.9.1976, mehrfach geändert,
- Gesetz über die Vermeidung und Entsorgung von Abfällen (Abfallgesetz) vom 17.8.1986, die Vorschriften dieses Gesetzes gelten nur für tierische Abfälle, deren Beseitigung nicht im TierKBG geregelt ist.

Landesrecht:
- Ausführungsgesetze zum TierKBG (AGTierKBG) in denen u.a. Vorschriften über die Träger der Tierkörperbeseitigung, Einzugsbereiche, Kosten und Entgelte enthalten sind.

EU-Recht:
- Richtlinie des Rates zum Erlaß veterinärrechtlicher Vorschriften über die Beseitigung, Verarbeitung und Vermarktung tierischer Abfälle, und zum Schutz von Futtermitteln tierischen Ursprungs, auch aus Fisch, gegen Krankheitserreger sowie zur Änderung der RL 90/425/EWG, RL 90/667/EWG vom 29.11.1990,
- Entscheidungen der Kommission über die Zulassung alternativer Verfahren zur Hitzebehandlung gefährlicher Stoffe (92/562/EWG), zur Hitzebehandlung von tierischen Abfällen in Hinblick auf die Inaktivierung der Erreger der BSE (96/449/EG).

Tierseuchenrecht:
- VO über Betriebe, die Tierkörper, Tierkörperteile und Erzeugnisse tierischer Herkunft zu Futtermittel oder zu pharmazeutischen oder technischen Erzeugnissen verarbeiten (Futtermittelherstellungs-VO) vom 27.5.1993,
  VO zum Schutz gegen die Verschleppung von Tierseuchen im Viehverkehr (Viehverkehrs-VO) vom 23.4.1982, Abschnitt 10a: Fütterung.

5.2.2.2 Umfang und hygienische Grundlagen der Tierkörperbeseitigung

Umfang der Tierkörperbeseitigung: Der Tierkörperbeseitigung unterliegen (Begriffsbestimmungen, § 1 TierKBG):

- **Tierkörper:** Verendete, totgeborene oder ungeborene sowie getötete Tiere, die nicht zum menschlichen Genuß verwendet werden. Der Anteil von Tierkörpern an dem zu beseitigenden Gesamtmaterial beträgt etwa 10–15%.
- **Tierkörperteile:**
  a) Teile von Tieren aus Schlachtungen einschließlich Blut, Borsten, Federn, Fellen, Häuten, Hörnern, Klauen, Knochen und Wolle,

b) sonst anfallende Teile von Tieren, die nicht zum menschlichen Genuß verwendet werden.
- **Erzeugnisse**: Erzeugnisse, die von Tieren stammen, insbesondere zubereitetes Fleisch, Eier und Milch, deren sich der Besitzer entledigen will oder deren unschädliche Beseitigung geboten ist, tierische Exkremente gelten nicht als Erzeugnis.

Hygienische Anforderungen an die Verfahren der Tierkörperbeseitigung: Die hygienischen Gefahren, die von toten Tieren allgemein für die Umwelt und insbesondere für die Seuchenverschleppung und damit für die Gesundheit von Mensch und Tier ausgehen können, sind seit langem bekannt. Eine wirkungsvolle Gefahrenabwehr wurde erst im 20. Jahrhundert durch die ätiologischen Erkenntnisse über die Entstehung von Tierseuchen sowie durch die Schaffung verfassungsrechtlicher Grundlagen möglich (s. S. 3). Die Pflicht zur unschädlichen Beseitigung wurde reichsgesetzlich durch das Gesetz betr. die Beseitigung von Tierkadavern vom 17.6.1911 begründet, die Beseitigungsverfahren wurden aber noch nicht vereinheitlicht, und das Vergraben von Tierkörpern blieb die häufigste Form der Beseitigung. Die thermische Sterilisation wurde zuerst für alle TBA mit dem Gesetz vom 1.2.1939 vorgeschrieben, verbunden mit dem Ziel, dabei wirtschaftlich verwertbare Produkte wie Tiermehl und Tierfett herzustellen. Das heute geltende TierKBG stammt vom 2.9.1975. Die mit dem Gesetz von 1939 erstmalig vorgeschriebene hohe Erhitzungstemperatur (130°C bei erhöhtem Druck) richtete sich an der Empfindlichkeit der Milzbrandsporen aus. Mit dem Erlaß dieser besonderen Gesetze für den Bereich der Tierkörperbeseitigung mußten einerseits seit langem bestehende Abdeckerei-Privilegien aufgehoben werden, andererseits wurden gleichzeitig auf das VG begründete Vorschriften (z. B. Anlage C/BAVG: Anweisung für die unschädliche Beseitigung von Kadavern ...) ungültig, so daß die Tierkörperbeseitigung ein eigenes Rechtsgebiet neben dem engeren Tierseuchenrecht darstellt.

Grundsatz der Tierkörperbeseitigung: Bei jeder Beseitigung von Tierkörpern, Tierkörperteilen und Erzeugnissen in- und außerhalb von TBA ist folgender Grundsatz einzuhalten:
- § 3 TierKBG (Grundsatz)
  (1.) Tierkörper, Tierkörperteile und Erzeugnisse sind so zu beseitigen, daß
  1. Die **Gesundheit** von Mensch und Tier nicht durch Erreger übertragbarer Krankheiten oder toxische Stoffe gefährdet,
  2. **Gewässer, Boden und Futtermittel** durch Erreger übertragbarer Krankheiten oder toxische Stoffe nicht verunreinigt,
  3. **schädliche Umwelteinwirkungen** im Sinne des Bundes-Immissionsschutzgesetzes nicht herbeigeführt,
  4. die **öffentliche Sicherheit und Ordnung** sonst nicht gefährdet oder gestört werden.
  Die Belange des Naturschutzes und der Landschaftspflege sowie des Städtebaues sind bei Errichtung und Betrieb von Tierkörperbeseitigungsanstalten zu wahren.

  (2.) Bei der Beseitigung in Tierkörperbeseitigungsanstalten dürfen Erzeugnisse zum Genuß für Menschen nicht gewonnen werden.

Verpflichtung zur Beseitigung (§ 14 TierKBG): Die Beseitigung der Tierkörper ist eine Aufgabe der nach Landesrecht zuständigen Körperschaften des öffentlichen Rechts (Landkreise, kreisfreien Städte). Wegen der hohen Kosten der Tierkörperbeseitigung können sich diese bei Erfüllung ihrer Aufgaben zu Zweckverbänden zusammenschließen. Die Pflicht zur Beseitigung kann und wird oft durch Unternehmervertrag privaten Betreibern übertragen. Der Unternehmervertrag kann als öffentlich-rechtlicher Vertrag angesehen werden, da die Tierkörperbeseitigung eine öffentliche Aufgabe gesundheits- und veterinärpolizeilichen Charakters ist.

Art der Beseitigung: In TBA sind grundsätzlich zu beseitigen (Anstaltszwang):
- **Tierkörper** (§ 5 TierKBG)
  1. von Einhufern, Klauentieren, Hunden, Katzen, Geflügel, Kaninchen und Edelpelztieren, die sich im Haus, Betrieb oder sonst im Besitz von Menschen befinden,
  2. Körper von Tieren, die in Zoologischen Gärten oder ähnlichen Einrichtungen sowie in Tierhandlungen gehalten werden,
- **Tierkörperteile** (§ 6 TierKBG),
- **Erzeugnisse** (§ 7 TierKBG).

Vom Anstaltszwang gibt es jedoch für alle Rohmaterialgruppen Ausnahmen, so daß eine unschädliche Beseitigung auch außerhalb von TBA (s. S. 32) möglich ist.

5.2.2.3 Unschädliche Beseitigung in Tierkörperbeseitigungsanstalten

Zur Erfassung der in einer TBA zu beseitigenden Tierkörper, Tierkörperteile und Erzeugnisse bestehen Vorschriften über:

- **Meldepflicht** (§ 9 TierKBG): Anfallende Tierkörper sind vom Besitzer der TBA zu melden (Einhufer, Klauentiere, Zootiere, Tiere in Tierhandlungen, wenn nicht nur einzelne Tiere anfallen, auch Hunde, Katzen, Geflügel, Kaninchen, Edelpelztiere),
- **Abholungspflicht** (§ 10 TierKBG): der Beseitigungspflichtige hat die Tierkörper, Tierkörperteile und Erzeugnisse unverzüglich abzuholen, für Hunde, Katzen, Geflügel, Kaninchen und Edelpelztiere sowie für Tierkörperteile und Erzeugnisse gilt dies nur, wenn keine Sammelstellen eingerichtet sind,
- **Ablieferungspflicht** (§ 11 TierKBG) und Sammelstellen (§ 12 TierKBG): soweit eine Abholungspflicht nicht besteht, müssen die Tierkörper, Tierkörperteile und Erzeugnisse von dem Besitzer bei einer TBA oder einer Sammelstelle abgeliefert werden,
- **Verwahrungspflicht** (§ 13 TierKBG): Die Tierkörper, Tierkörperteile oder Erzeugnisse müssen bis zur Abholung oder Ablieferung vor Witterungseinflüssen und vor der Berührung durch Menschen oder Tiere geschützt werden, die Tierkörper dürfen nicht abgehäutet, geöffnet oder zerlegt werden (gilt nicht für den bTA).

Einrichtung und Betrieb einer TBA: Die Vorschriften über Einrichtung und Betrieb einer TBA finden sich in der TierKBAVO, die vom BML aufgrund der Ermächtigung des § 14 TierKBG erlassen wurde.

Einrichtung: Es werden folgende Anforderungen gestellt:
- Einfriedigung,
- Durchfahrbecken für die Desinfektion der Räder von Fahrzeugen,
- Einrichtungen zur Desinfektion der Schuhe,
- befestigte Verkehrswege,
- Fahrzeugwaschplatz (sofern das Waschen nicht im Rohmaterialraum erfolgt),
- Trennung der Anlage in eine unreine (Rohmaterialraum, Tierarztraum, Häuteraum u.a.) und eine reine Seite (Räume mit Einrichtungen zur Behandlung des Rohmaterials, Lagerräume für das behandelte Material).

Betrieb in einer TBA: Die für die Einhaltung des Grundsatzes des § 3 TierKBG entscheidende Vorschrift über die thermische Behandlung der Rohmaterialien enthält § 5 TierKBAVO:

§ 5 TierKBAVO:
Tierkörper, Tierkörperteile und Erzeugnisse sind mit thermischen Verfahren, bei denen Wärme indirekt zugeführt wird, zu behandeln. Sie sind
1. auf Teile von einer Größe von höchstens 50 mm zu zerkleinern,
2. bis zum Zerfall der Weichteile zu erhitzen und anschließend
3. mindestens 20 Minuten lang bei einer Temperatur von mindestens 133°C und einem Druck von 3 bar heiß zu halten.

Das Material ist während des ganzen Vorganges ständig umzurühren. Die Dauer des Heißhaltens, die Höhe der Temperatur und des Dampfdruckes sind fortlaufend zuverlässig nachweisbar zu messen.

Hitzebehandlung: Das Rohmaterial wird in einen meist liegenden, mit Rührwerk ausgestatteten, zylindrischen Behälter (Aufschlußapparat, Vorkocher, Sterilisator) eingebracht und anschließend durch mittelbar einwirkenden Dampf im Eigenwasser erhitzt (133°C, 3 bar, 20 min), anschließend wird der Apparat entspannt und das Material zur weiteren Verarbeitung entleert.

Diese Hitzebehandlung ist im Grundsatz als eine **Sterilisation** aufzufassen, durch die alle Mikroorganismen einschließlich der Krankheitserreger (auch bakterieller Sporen und des Erregers der BSE) abgetötet oder inaktiviert werden.

Für den Abtötungseffekt ist ferner die Zerkleinerung des Rohmaterials wichtig, da dadurch die schnelle und gleichmäßige Wärmedurchdringung erheblich beeinflußt wird.

Reinigung, Desinfektion, Rekontamination: Mit dem Abschluß der Sterilisation ist der hygienische Grundauftrag der TBA erfüllt, indem die im Rohmaterial enthaltenden Mikroorganismen abgetötet wurden. Das behandelte Material kann deswegen durch Entfettung und Trocknung zu Tierfett und Tiermehl verarbeitet werden.

Praktische Erfahrungen haben aber gezeigt, daß das Material, sobald es sich im Produktionsablauf abgekühlt hat, rekontaminiert wird. An diesem Geschehen sind verschiedene Bakterien beteiligt (aerobe Sporenbildner, Clostridien, Staphylokokken, Colibakterien u.a.), von epidemiologischer Bedeutung ist besonders die Rekontamination mit Salmonellen. Entsprechende Untersuchungen haben gezeigt, daß etwa 20–25% der untersuchten Proben Salmonellen enthalten können. Die Ursache ist in einer unzureichenden Trennung der unreinen und reinen Seite zu sehen. Die Verschleppung der Salmonellen geschieht durch den Personenverkehr zwischen diesen beiden Seiten, durch Gegenstände, Fahrzeuge u.ä. Die Salmonellen siedeln sich im Staub, in Belägen der Transportwege, in der Mühle und in den Lagerräumen der reinen Seite an und führen dann zu einer laufenden Kontamination des Tiermehls. In der Rekontamination des Tiermehls ist ein Verstoß gegen den Grundsatz des § 3 TierKBG zu sehen, der vorschreibt, daß Tierkörper so zu beseitigen sind, daß Futtermittel nicht durch Erreger übertragbarer Krankheiten verunreinigt werden dürfen.

Überwachung und Eigenkontrollen: Die Beseitigung von Tierkörpern, Tierkörperteilen und Erzeugnissen, insbesondere Einrichtung und Betrieb der TBA und der Sammelstellen, unterliegen der **Überwachung** durch die zuständige Behörde (§ 17 TierKBG). Die Überwachung der TBA wird durch den bTA meistens unter Hinzuziehung von technischen Sachverständigen ausgeführt.

Objekt	Anforderungen und Maßnahmen
Personen, die das Behandlungsgebäude nur vorübergehend betreten	Schutzkleidung (§ 10), bei Verlassen der unreinen Seite Desinfektion des Schuhzeugs und Ablegen der Schutzkleidung (§ 10), wenn anzeigepflichtige Seuchen festgestellt sind auch bei Verlassen der TBA (§ 11)
Personen, die in einer TBA arbeiten	deutlich unterscheidbare Schutzkleidung für reine und unreine Seite (§ 10), bei Verlassen der reinen oder unreinen Seite Schutzkleidung ablegen und Schuhzeug wechseln (§ 10), bei Verlassen der unreinen Seite Hände und Unterarme reinigen und desinfizieren (§ 10)
Ein- und Ausgänge der TBA	Einrichtungen zur Desinfektion der Schuhe und der Reifen (Durchfahrbekken), die mit einem Desinfektionsmittel zu füllen sind, wenn im Einzugsgebiet der TBA anzeigepflichtige Seuchen festgestellt sind (§ 11)
Ein- und Ausgänge der unreinen Seite	Einrichtungen zur Desinfektion der Schuhe und der Reifen von Fahrzeugen (§ 3), die stets mit Desinfektionsmittel gefüllt sein müssen
Räume der reinen und unreinen Seite	müssen leicht zu reinigen und zu desinfizieren sein (§ 4), Rohmaterialraum ist täglich zu reinigen und zu desinfizieren (§ 10), Räume der unreinen Seite sind täglich zu reinigen und wöchentlich zu desinfizieren (§ 10); Häuteraum ist nach Bedarf zu reinigen und zu desinfizieren
Fahrzeuge	sind nach jeder Entladung im Rohmaterialraum oder Fahrzeugwaschplatz zu reinigen und zu desinfizieren (§ 2)
Fahrzeugwaschplatz (nicht erforderlich, wenn die Fahrzeuge im Rohmaterialraum gereinigt und desinfiziert werden)	befestigt, wasserundurchlässig, Abfluß, Wasseranschluß (§ 2)
Verkehrswege	befestigt und desinfizierbar
Abwasser	das auf der unreinen Seite oder beim Reinigen der Fahrzeuge anfällt, ist entweder in einer Einrichtung zur thermischen Desinfektion (100 °C/ 30 Min.) oder zusammen mit den Tierkörpern zu behandeln

Übersicht 5 Hygiene- und Desinfektionsvorschriften für Tierkörperbeseitigungsanstalten nach der TierKBAVO

Nach § 12a TierKBAVO wird der Inhaber einer TBA zu einer betrieblichen **Eigenkontrolle** verpflichtet, nach der

- die im Betriebsablauf im Hinblick auf eine mögliche Tierseuchenverbreitung kritischen Stellen bestimmt und kontrolliert werden,
- aus den erzeugten Produkten in regelmäßigen Abständen repräsentative Proben (d.h. von jeder verarbeiteten Partie) zu entnehmen und nach der RL 90/667/ EWG zu untersuchen sind. Sie müssen im Ergebnis frei von pathogenen Sporenbildner und von Salmonellen sein und dürfen nur eine begrenzte Keimzahl an Enterobacteriazeen enthalten.

5.2.2.4 Tierkörperbeseitigung außerhalb von Tierkörperbeseitigungsanstalten

Für Tierkörper, Tierkörperteile und Erzeugnisse bestehen folgende Ausnahmen vom Anstaltszwang:

Tierkörper: Einzelne Körper von Hunden, Katzen, Ferkeln, Kaninchen, unter 4 Wochen alten Schaf- und Ziegenlämmern sowie einzelne Körper von Geflügel oder in Tierhandlungen gehaltenen Kleintieren und Vögeln dürfen auf

- dem eigenen Grundstück oder
- von der zuständigen Behörde zugelassenen Plätzen vergraben werden.

Voraussetzungen: nicht in Wasserschutzgebieten oder in der Nähe öffentlicher Wege oder Plätze, die Tierkörper müssen mit einer mindestens 50 cm starken Erdschicht bedeckt sein (§ 5 Abs. 2 TierKBG).

Tierkörperteile: Eine Freizügigkeit außerhalb des Tierkörperbeseitigungsrechts ist gegeben für Tierkörperteile, die hygienisch so behandelt werden, daß sie die menschliche oder tierische Gesundheit durch Krankheitserreger, toxische Stoffe oder sonstiges Verderben nicht gefährden können. Die geforderte Voraussetzung ist erfüllt, wenn diese Tierkörperteile z. B. in Bezug auf Lagerung, Transport, Kühlung, quasi wie Lebensmittel behandelt werden.

Beseitigung von Tierkörperteilen in Spezialbetrieben: Von erheblicher praktischer Bedeutung ist die Vorschrift des § 6 Abs. 2 Ziff. 2 TierKBG, nach der bestimmte, nicht als untauglich beurteilte Tierkörperteile sogen. Spezialbetrieben zugeführt werden können. Spezialbetriebe sind:

- blut-, borsten-, federn-, fett-, fisch-, häute-, haare-, hörner-, klauen-, knochen- oder wolleverarbeitende Betriebe,
- gelatine-, leim-, futterkonservenherstellende Betriebe,
- pharmazeutische Betriebe.

Bei der in diesen Betrieben erfolgenden Be- und Verarbeitung muß der Grundsatz des 3 TierKBG gewahrt sein. Jedoch werden die Be- und Verarbeitungsvorgänge und damit die Bedingungen zur Einhaltung des Grundsatzes des § 3 TierKBG im TierKBG nicht näher bestimmt.

Futtermittelherstellungs-VO (VO nach dem TierSG): Die Vorschriften des TierKBG über die Beseitigung von Tierkörperteilen in „Spezialbetrieben" werden hinsichtlich der hygienischen Anforderungen durch die Futtermittelherstellungs-VO ergänzt. Das TierKBG fordert die Wahrung des Grundsatzes des § 3, die Futtermittelherstellungs-VO definiert (auf der Grundlage der RL 90/667/EWG) unter welchen Bedingungen dies der Fall ist. Die VO regelt die Verarbeitung von Tierkörpern, Tierkörperteilen und Erzeugnissen zu:

- **Einzelfuttermittel** im Sinne des § 1 Abs. 1 Nr. 1 des Futtermittelgesetzes (z. B. Tiermehl, Futterknochenschrot) für andere Tiere als Heimtiere,
- **Futtermittel für Heimtiere**,
- **pharmazeutischen oder technischen Produkten**.

Der Anwendungsbereich der VO erstreckt sich nur auf „wenig gefährliches Rohmaterial", das nicht in einer TBA beseitigt werden muß.

„Wenig gefährliche Stoffe" sind Stoffe, bei denen keine ernsthafte Gefahr einer Übertragung von Krankheiten auf Tier oder Mensch besteht (RL 90/667/EWG). In TBA **müssen** „gefährliche Stoffe" (Stoffe, bei denen ernsthafte Gefahr für die Gesundheit von Mensch und Tier vermutet wird, z. B. verendete, totgeborene oder bei der Seuchenbekämpfung getötete Tiere, Abfälle von Tieren, die bei der Schlachttieruntersuchung klinische Anzeichen für andere Tiere oder den Menschen ansteckende Krankheiten zeigten, nicht der Fleischuntersuchung unterzogene Teile eines regulär geschlachteten Tieres) und **können** wenig gefährliche Stoffe beseitigt werden.

Die **hygienischen Anforderungen der Futtermittelherstellungs-VO** sind u.a. für:

Betriebe, die **Einzelfuttermittel** herstellen:

- Zulassung durch die zuständige Behörde, die Zulassung setzt die Erfüllung folgender Anforderungen voraus,
- Trennung von reiner und unreiner Seite,
- geschlossene Verarbeitungsanlage mit Meßgeräten für die Temperatur, Aufzeichnungsgeräten für die Meßergebnisse,
- ein Sicherheitssystem, um eine unzureichende Erhitzung zu verhindern,
- Abwasserentsorgungsanlage,
- Desinfektionsmaßnahmen,
- Schadnager- und Anthropodenbekämpfung,
- betriebliche Eigenkontrollen an den kritischen Stellen,
- Stichprobenuntersuchungen des Erzeugnisses (Freisein von Salmonellen, Keimzahlbegrenzung für Enterobakteriazeen).

Betriebe, die Futtermittel für Hunde, Katzen oder sonstige Heimtiere oder pharmazeutische oder technische Erzeugnisse herstellen:

- die Aufnahme des Betriebes ist der zuständigen Behörde anzuzeigen, gleichzeitig sind besondere Anforderungen zu erfüllen, z. B.
- Einrichtungen zur gefahrlosen Lagerung und Behandlung des Rohmaterials,
- das Rohmaterial ist so zu behandeln, daß Krankheitserreger abgetötet werden und eine Gefährdung einheimischer Tierbestände ausgeschlossen wird.

Geringe Mengen von Tierkörperteilen bzw. Erzeugnissen: Nach § 6 Abs. 2 Ziff. 3 TierKBG unterliegen Tierkörperteile und nach § 7 Abs. 2 Erzeugnisse nicht dem TierKBG, wenn sie in Gaststätten und Einrichtungen zur Gemeinschaftsverpflegung in geringen Mengen oder in privaten Haushaltungen anfallen. In diesen Fällen gilt sodann das Abfallgesetz. Das gesetzliche Korrektiv liegt dabei in der Beschränkung auf geringe Mengen. Eine geringe Menge ist dann nicht mehr gegeben, wenn die Menge an Tierkörperteilen/Erzeugnissen (Speiseabfällen), die in einem Vierpersonenhaushalt anfällt, überschritten wird, hiervon ist in jedem Falle bei Speisegaststätten und Einrichtungen zur Gemeinschaftsverpflegung auszugehen.

5.2.2.5 Gewinnung von Futtermitteln tierischen Ursprungs

Hinsichtlich der Gewinnung und Verfütterung von Tierkörpern, Tierkörperteilen und Speiseabfällen sieht das TierKBG folgende Möglichkeiten vor:

- nach § 6 Abs. 2 Nr. 1: ohne besondere Genehmigung, wenn die Tierkörperteile hygienisch wie Lebensmittel behandelt werden (s. S. 32),
- nach § 6 Abs. 2 Nr. 2: Herstellung von Futtermitteln in Spezialbetrieben (s. S. 32),
- nach § 8 Abs. 1: nach Zulassung durch die zuständige Behörde (Landkreis, kreisfreie Stadt), die damit Auflagen und Bedingungen verbinden kann, dabei ist der Grundsatz des § 3 einzuhalten:

Tierkörper: von Tieren, die zur Gewinnung von Futterfleisch getötet wurden, in Zoologischen Gärten und ähnlichen Einrichtungen, Zirkusunternehmen, Hunde- und Pelztierzuchten, Teichwirtschaften und Tierheimen; auch wenn sie in Zoologischen Gärten, ähnlichen Einrichtungen sowie Pelztierzuchten aus der eigenen Tierhaltung anfallen; Tierkörper von seuchenkranken oder -verdächtigen Tieren dürfen nicht als Tierfutter abgegeben werden;

Tierkörperteile: aus gewerblichen Schlachtungen; eine Verfütterung von Tierkörperteilen, die nach dem Fleischhygiene- oder Geflügelfleischhygienegesetz als untauglich beurteilt worden sind, darf nur zugelassen werden, wenn sie zerkleinert, mit Stoffen durchsetzt sind, die eine andere Verwertung ausschließen, und ausreichend erhitzt sind; darf nicht zugelassen werden, wenn sie mit Tierseuchenerregern, Fleischvergiftern und tierischen Schmarotzern behaftet sind.

Speiseabfälle: aus Gaststätten und Einrichtungen zur Gemeinschaftsverpflegung, die Tierkörperteile oder Erzeugnisse enthalten.

Ergänzende tierseuchenrechtliche Bestimmungen: Angesichts der eindeutigen Gefahr der Seuchenausbreitung durch Verfütterung von Tierkörperteilen und Speiseabfällen, insbesondere bei der KSP, aber auch bei anderen Seuchen, werden diese Vorschriften des TierKBG ergänzt und erweitert durch tierseuchenrechtliche Bestimmungen.

§ 24a Viehverkehrs-VO: Danach ist die Verfütterung von Speise- und Schlachtabfällen an Klauentiere verboten. Ausnahmen sind nur noch für Schweine vorgesehen, wenn die Abfälle vor dem Verfüttern einem von der zuständigen Behörde zugelassenen Erhitzungsverfahren unterworfen worden sind.

Nach den Ausführungsbestimmungen des BML zur Viehverkehrs-VO gelten für Einrichtung und Betrieb solcher Einrichtungen u.a. folgende Anforderungen. Als zulassungsfähig gilt ein Erhitzungsverfahren, bei dem die Speise- und Schlachtabfälle in allen Teilen auf eine Temperatur von 90°C erhitzt werden. Um dies sicherzustellen, sind sie unter ständigem Umrühren auf 90°C zu erhitzen und für die

Dauer von mindestens 60 Minuten bei dieser Temperatur heißzuhalten. Ferner werden verlangt:

- Temperaturschreibvorrichtung,
- Zerkleinerung des Materials auf eine Korngröße von maximal 50 mm,
- Einhaltung des Prinzips der reinen und unreinen Seite,
- abschließbare, leicht zu reinigende und zu desinfizierende Räume,
- regelmäßige Desinfektion der Transportfahrzeuge,
- Beaufsichtigung durch den bTA.

Die Erhitzungsanlage soll zukünftig (diese Forderung tritt erst im Jahre 2000 in Kraft) in ausreichender Entfernung zum Klauentierbestand errichtet werden, d.h. sie muß außerhalb des klauentierhaltenden Betriebes in einem gesonderten Gebäude eingerichtet werden und zusätzlich bestimmte Bedingungen erfüllen.

§ 24a Abs. 2: Um Infektionsgefährdungen mit dem Agens der BSE vorzubeugen, dürfen proteinhaltige Erzeugnisse aus Säugetiergewebe und Mischfuttermittel, die diese Einzelfuttermittel enthalten, an Wiederkäuer nicht verfüttert werden. Ausnahmen für ungefährliche Erzeugnisse sind möglich, z. B. Milch, Dicalciumphosphat aus entfetteten Knochen, Bluterzeugnisse.

5.3 Die Bedeutung des Tierverkehrs für die Verschleppung von Tierseuchen

Seit dem 19. Jahrhundert hat mit dem Wandel der wirtschaftlichen Verhältnisse und der Verbesserung der Transportmöglichkeiten der nationale und internationale Handel mit Tieren, tierischen Erzeugnissen und Rohstoffen ständig zugenommen und mit der Schaffung des gemeinsamen Agrarmarktes einen Höhepunkt erreicht. Damit ist gleichzeitig die Gefahr de Seuchenverschleppung und damit die Notwendigkeit zweckentsprechender Vorbeugemaßnahmen gestiegen. Insbesondere das Zusammenbringen von Tieren verschiedener Besitzer auf Viehmärkten, Viehhöfen u.ä. Einrichtungen mit entsprechenden Kontaktmöglichkeiten schafft die Voraussetzungen der Infektionsübertragung. Mit der Rückführung der Tiere in neue Bestände kann es besonders bei leicht übertragbaren Krankheiten zu einer Erregerverschleppung und damit zu neuen Seuchenausbrüchen kommen. Um diese möglichst weitgehend einzuschränken, bedarf es verschiedener Maßnahmen, die ihre gesetzliche Grundlage, soweit es den Viehverkehr betrifft, in verschiedenen Ziffern des § 17 Abs. 1 und im § 16 TierSG (s. Übersicht 6) finden. Gleichsinnige Maßnahmen können nach Abs. 2 auch für andere Haustierbestände als Viehbestände und nach Abs. 3 des § 17 für Süßwasserfischbestände angeordnet werden.

Grundsätzliche Zielvorstellungen sind:

- durch bauliche Anforderungen an die Einrichtungen des Viehverkehrs soll eine wirkungsvolle Reinigung und Desinfektion ermöglicht werden,
- durch Gesundheitskontrolle der Tiere ein Verkehr mit infizierten Tieren verhindert werden,
- die Kennzeichnung von Tieren dient der Rückverfolgung von Infektionswegen,
- diese Maßnahmen unterliegen der Beaufsichtigung durch den bTA.

5.3.1 Amtstierärztliche Beaufsichtigung nach § 16 TierSG

Nach § 16 Abs. 1 TierSG ist die amtstierärztliche Beaufsichtigung zwingend vorgeschrieben für:

Viehmärkte, Viehhöfe, Schlachthöfe, gewerbliche Schlachtstätten.

Viehmärkte sind Einrichtungen, die bezwecken, den Kauf und Verkauf von Vieh auf eine bestimmte Zeit und auf einen bestimmten Ort zu vereinigen. Verfügen sie über Gebäude zur Vermarktung, Aufstallung von Vieh und dienen sie ihrer Hauptzweckbestimmung nach ausschließlich dem Viehhandelsverkehr, spricht man von **Viehhöfen** und **Schlachthöfen**. Sie unterscheiden sich dadurch, daß erstere für den Handelsverkehr mit Nutzvieh, letztere für den Handelsverkehr mit Schlachtvieh (s. Definition § 1 TierSG) bestimmt sind, der Ausdruck Schlachthof hat sich an Stelle des früher üblichen Wortes „Schlachtviehhof" eingebürgert (Begr.)

Gesetzliche Grundlage	Ausführungsvorschrift

§ 16 TierSG: Beaufsichtigung von Viehmärkten, Vieh-, Schlachthöfen, öffentlichen Schlachthäusern, gewerblichen Schlachtstätten durch den bTA
§ 17 Abs. 1 TierSG
Ziff. 1: Ent- und Verladeuntersuchung
Ziff. 2: Verbot oder Beschränkung des Treibens von Vieh oder Wanderschafherden
Ziff. 3: Beibringung von Ursprungs- und Gesundheitszeugnissen
Ziff. 4: Kontrollbücher und Kennzeichnung von Vieh
Ziff. 7: Nachweis über Herkunft von Tieren, Teilen von Tieren, Erzeugnissen, Rohstoffen, Abfällen
Ziff. 9: Einführung von Deckregistern
Ziff. 10: Undurchlässiger Boden auf Viehladestellen
Ziff. 11: Ausstattung, Reinigung u. Desinfektion der zum Transport von Vieh dienenden Transportmittel, Nachweise über deren Reinigung u. Desinfektion
Ziff. 12: Einrichtung und Betrieb von Viehausstellungen, Viehmärkten, Vieh- und Schlachthöfen
Ziff. 13: Einrichtung von Gaststellen, Ställen von Viehhändlern, Tierheimen u.ä.
Ziff. 18: Regelung des Gewerbebetriebs von Viehkastrieren
	Viehverkehrs-VO mit folgenden, den Viehverkehr betreffenden Abschnitten:
	1. Viehtransportfahrzeuge
	2. Viehladestellen
	3. Viehausstellungen
	   Viehsammelstellen
	   Viehmärkte
	   Viehhöfe
	   Schlachthöfe
	   Großschlachtstätten
	4. Gastställe,
	   Händlerställe,
	   genossenschaftliche Handelsställe
	5. Viehkastrierer
	6. Wanderschafherden
	7. Viehhandelsunternehmen
	8. Reinigung und Desinfektion
	9. Ursprungs- und Gesundheitszeugnisse
	10. Kennzeichnung von: Schweinen, Schafen, Ziegen,
	   Kontrollbücher
	   Deckregister
	10 b Tierhaltung
	10 c Kennzeichnung von Rindern

Übersicht 6 Rechtliche Grundlagen zur Verhütung der Seuchenausbreitung durch den Viehverkehr

Gewerbliche Schlachtstätten, dieser Begriff (eingefügt 1972) paßt die Vorschriften der Umstrukturierung der Schlachttiervermarktung an, die zur Entstehung großer gewerblicher Schlachtstätten in den Erzeugergebieten geführt hat (Versandschlachtereien), die ohne Schlachthof betrieben werden.

Die vorgeschriebene Beaufsichtigung durch den bTA erstreckt sich auf Einrichtung und Betrieb.

Jahr- und Wochenmärkte, auf denen Vieh nur im geringen Umfang gehandelt wird, können von der zuständigen Behörde von der Beaufsichtigung befreit werden (§ 16 Abs. 2 TierSG).

Nach § 16 Abs. 3 TierSG kann durch VO im Rahmen der Ermächtigung des § 79 TierSG die Beaufsichtigung ausgedehnt werden auf:

- die zu Handelszwecken oder zum Verkauf zusammengebrachten Hunde und Katzen oder Viehbestände,
- Tierschauen,
- die durch behördliche Anordnung veranlaßte Zusammenziehung von Vieh,
- die zu Zuchtzwecken aufgestellten männlichen Tiere (z. B. Besamungsstationen),
- Ställe und Betriebe von Tierhändlern,
- Massentierhaltungen, Viehmästereien,
- Schlachtstätten, die nicht unter § 16 Abs. 1 fallen,
- Tierkliniken,
- sonstige Betriebe und Einrichtungen, von denen eine Seuchengefahr ausgehen kann.

5.3.2 Verordnung zum Schutz gegen die Verschleppung von Tierseuchen im Viehverkehr (Viehverkehrs-VO)

Die VO enthält eine Vielzahl von Vorschriften, um eine Verschleppung von Tierseuchenerregern im Viehverkehr zu verhindern. Die einzelnen Abschnitte der VO mit ihren gesetzlichen Grundlagen sind in der Übersicht 6 zusammengestellt. Die wichtigsten Bestimmungen, die den Inhalt und die Zielrichtung der VO charakterisieren, betreffen:

Viehtransportfahrzeuge (einschl. Anhänger und der beim Transport benutzten Behältnisse):
- **Beschaffenheit** (§ 1): Tierische Abgänge, Einstreu oder Futter dürfen nicht heraussickern oder herausfallen; Innenwände müssen leicht zu reinigen und zu desinfizieren sein. Das gilt nicht für bestandseigene, nicht gewerblich benutzte Fahrzeuge, mit denen nur Vieh aus dem eigenen Bestand zwischen Gehöft und Weideflächen transportiert wird.
- **Reinigung und Desinfektion** (§ 16): nach jedem Transport; Viehtransportfahrzeuge, mit denen Vieh auf Viehhöfe, Schlachthöfe oder Großschlachtstätten verbracht worden ist, müssen, bevor sie diese verlassen, gereinigt und desinfiziert werden.
- **Desinfektionskontrollbuch** (§ 21): Fahrer von Viehtransportfahrzeugen müssen Desinfektionskontrollbücher führen; eingetragen werden muß Tag des Transportes, Art der beförderten Tiere sowie Ort und Tag der Desinfektion.

Die Vorschriften gelten entsprechend für Eisenbahnwagen, Schiffe und Flugzeuge, wenn mit diesen lebendes Vieh transportiert wird.

Viehladestellen (wenn sie für Vieh verschiedener Besitzer benutzt werden):
- **Beschaffenheit** (§ 2): flüssigkeitsundurchlässiger Boden, Abfluß mit Gefälle, unter Druck stehendes Wasser, Dungsammeleinrichtung, Laderampen und son-

stige Einrichtungen müssen leicht zu reinigen und zu desinfizieren sein, Beleuchtung u.a.
- **Reinigung und Desinfektion** (§ 17): nach jeder zusammenhängenden Benutzung.
- **Beaufsichtigung** durch den bTA.

Viehhöfe, Schlachthöfe, Großschlachtstätten:

- **Einrichtung** (§§ 3–5): Einfriedigung, so daß die Tiere nur durch überwachte Eingänge auf- oder abgetrieben werden können; Wege, Straßen und Plätze zum Be- oder Entladen der Viehtransportfahrzeuge müssen befestigt und desinfizierbar sein; Platz für die Reinigung und Desinfektion von Fahrzeugen muß mit flüssigkeitsundurchlässigem Boden, mit Abfluß und Wasseranschluß versehen sein; Räume für die Unterbringung von Vieh müssen leicht zu reinigen und zu desinfizieren sein; es müssen Räume für die Absonderung seuchenkranker und verdächtiger Tiere vorhanden sein; Viehhöfe müssen zusätzlich Durchfahrbekken, Einrichtungen zur Desinfektion der Schuhe, auf den Laderampen Buchten und, wenn sie mit einem Schlachthof oder einer Großschlachtstätte verbunden sind, Einrichtungen haben, durch die sie gegenüber diesen Betrieben abgeschlossen werden können.
- **Anzeige, Beschränkung und Verbot** (§ 6): Viehausstellungen, Viehmärkte und Veranstaltungen ähnlicher Art müssen der zuständigen Behörde vier Wochen vor Beginn angezeigt werden, sie können aus Gründen der Seuchenbekämpfung verboten oder beschränkt werden, als Beschränkung ist eine durch Auflagen bewirkte Maßnahme zu verstehen, die nicht ein vollständiges Verbot ist.
- **Auf- und Abtrieb** von Viehmärkten und Viehhöfen (§§ 7–9): Besonders Nutzviehmärkte können der Ausgangspunkt für unter Umständen weiträumige Seuchenverschleppungen sein. Auf Schlachtviehmärkten werden oft bei drohender Seuchengefahr vermehrt Tiere aufgetrieben, um zu verhüten, daß schlachtreife Tiere von der Seuche oder von den zu erwartenden Sperrmaßnahmen betroffen werden. Durch diese Vorschriften soll insbesondere der Auf-, aber auch der Abtrieb von seuchenkranken oder verdächtigen Tieren möglichst verhindert werden:
Amtstierärztliche Untersuchung beim Auftrieb auf Viehmärkte und Viehhöfe, die grundsätzlich als Einzeluntersuchung erfolgen soll und in ihrem Umfang eine bestehende Seuchengefahr berücksichtigen muß.
Regelung des Abtriebs, der für Rinder genehmigungsfrei ist, wenn er zur Schlachtung oder zum Auftrieb auf andere Schlachtviehmärkte erfolgt; in allen anderen Fällen und in Zeiten erhöhter Seuchengefahr bedarf er der Genehmigung. Der Abtrieb von Schweinen, Schafen und Ziegen ist genehmigungspflichtig, die Genehmigung darf allerdings nur bei erhöhter Seuchengefahr versagt werden. Eine Abtriebsgenehmigung kann auch für fehlgeleitete, tragende Tiere oder für Rinder, die in einen Mastbestand verbracht werden sollen, unter Auflagen erteilt werden.
- **Reinigung und Desinfektion** (§ 17): Viehladestellen, Laderampen, Räume für die vorübergehende Unterkunft und die Vermarktung von Vieh, Zu- und Abtriebswege sind nach jeder zusammenhängenden Benutzung zu reinigen und zu desinfizieren.

Gastställe, Händlerställe und genossenschaftliche Handelsställe:

- **Beschaffenheit** (§ 12): flüssigkeitsundurchlässiger Boden, glatte Wände, Einrichtungsgegenstände müssen aus leicht zu reinigendem und zu desinfizierendem Material sein.
- **Reinigung und Desinfektion** (§ 17): in regelmäßigen Abständen von höchstens einer Woche.
- **Beaufsichtigung** durch den bTA.

Wanderschafherden (§ 14): Das Treiben von Wanderschafherden ist wiederholt Ursache von Seuchen gewesen (z. B. Brucellose, MKS). Diese Art der Schafhaltung ist namentlich in der Pfalz, Hessen und Süddeutschland üblich. Dabei werden die Schafherden im jahreszeitlichen Rhythmus in weit entfernte Weidegebiete getrieben. Das Treiben einer Herde über das Gebiet mehrerer Landkreise bedarf der Genehmigung, die zu erteilen ist, wenn die Herde nach amtstierärztlicher Untersuchung frei von äußeren Seuchenerscheinungen ist und sonstige Belange der Seuchenbekämpfung nicht entgegenstehen. Der Führer der Herde hat über die Zu- und Abgänge von Schafen Aufzeichnungen zu machen.

Ursprungs- und Gesundheitszeugnisse (§ 19): Derartige Zeugnisse sollen sicherstellen, daß Tiere, die z. B. in einen anderen Bestand, auf Märkte oder auf Tierschauen gebracht werden sollen, seuchenunverdächtig sind.

- **Ursprungszeugnisse** haben eine Gültigkeitsdauer von 30 Tagen und sollen Tierart, Kennzeichen der Tiere, Ursprungsort und -bestand sowie Tag der Entfernung aus dem Bestand angeben.
- **Gesundheitszeugnisse** haben eine Gültigkeitsdauer von höchstens 10 Tagen und müssen vom bTA oder dem dazu beauftragten Tierarzt ausgestellt sein. Es soll darin bescheinigt werden, daß die Tiere frei von Erscheinungen sind, die auf eine Seuche schließen oder ihren Ausbruch befürchten lassen.

Kennzeichnung von Schweinen, Schafen und Ziegen: Schweine, Schafe und Ziegen dürfen aus einem Bestand nur verbracht oder abgegeben oder in einen Bestand oder eine Schlachtstätte nur eingestellt werden, wenn sie gekennzeichnet sind (Kennzeichnungsgebot, § 19). Die durch den Tierhalter vorzunehmende Kennzeichnung dient amtlichen Kontrollen und Verfolgsuntersuchungen im Seuchenfall, sie haben sich als besonders bedeutsam bei der Verfolgung von Infektionswegen bei der KSP erwiesen.

Schweine (§ 19c): Die Kennzeichnung muß spätestens mit dem Absetzen mit einer Ohrmarke erfolgen, die die Identifizierung des Herkunftsbestandes ermöglicht (Angabe des Landkreises durch Kfz-Kennzeichen und einer Registriernummer des Bestandes).

Schafe und Ziegen (§ 19d): Die Kennzeichnung muß spätestens vor der Abgabe aus dem Bestand mit einer Ohrmarke erfolgen, die ebenfalls eine Identifizierung des Bestandes ermöglicht.

Kennzeichnung von Rindern (EG-VO 820/97 zur Einführung eines Systems zur Kennzeichnung und Registrierung von Rindern und über die Etikettierung von Rindfleisch), Abschnitt 10c, §§ 24d–24g der Viehverkehrs-VO):

Seit dem 1.1.1998 müssen alle neugeborenen Kälber in der EG **in beiden Ohren** mit einer Ohrmarke gekennzeichnet werden. Grundlage ist die o.a. EG-VO 820/97, die als Folge des BSE-Vorkommens strenge Anforderungen an die Kennzeichnung und Herkunftssicherung von Rindern stellt. Die Kennzeichnung muß spätestens 30 Tage nach der Geburt, in jedem Falle aber vor Verlassen des Betriebs vorgenommen werden. Die Ohrmarken enthalten Angaben über das Bundesland (z. B.Niedersachsen = 03), 3 Stellen für den Landkreis, 3 Ziffern für die Gemeinde und eine vierstellige Betriebsnummer. Die Kennzeichnung hat der Tierhalter unverzüglich der zuständigen Behörde mitzuteilen, die daraufhin einen Rinderpaß ausstellen muß, der das Rind bei jeder Umstellung begleiten muß.

Kontrollbücher und Deckregister (§§ 20–24): Zur Kontrolle und Verfolgung von Viehbewegungen sowie von durchgeführten Maßnahmen verlangt die Viehverkehrs-VO das Führen einer Reihe von Kontrollbüchern:

- **Vieh- und Transportkontrollbuch** (§ 20): Muß geführt werden von Personen einschl. Genossenschaften u.ä. Einrichtungen, die gewerbsmäßig Vieh (Pferde, Rinder, Schweine, Schafe, Ziegen, Geflügel) handeln oder vermitteln. Angegeben werden müssen: Ort, Tag der Übernahmen und Abgabe der Tiere, Name und Anschrift des bisherigen und neuen Besitzers, Kennzeichen, Rasse, Stückzahl u.a. Dies gilt auch für Brütereien, die Küken auch aus Brütereien anderer Besitzer erbrüten und abgeben. Tiergesundheitszeugnisse sind im Viehkontrollbuch zu vermerken und diesem beizufügen. Während des Transportes ist ein Transportkontrollbuch mitzuführen, das die genannten Angaben sowie Abfahrtszeit und Fahrziel enthält.
- **Desinfektionskontrollbuch** (§ 21), s. S. 37).
- **Kastrationskontrollbuch** (§ 22): Muß von Personen geführt werden, die gewerbsmäßig Vieh kastrieren, ohne Tierarzt zu sein.
- **Deckregister** (§ 23): Muß von Tierhaltern geführt werden, die Hengste, Bullen oder Eber zum Decken fremder Tiere verwenden. Die Vorschrift schafft die Möglichkeit, die Verbreitung von Deckinfektionen zu verfolgen.

Tierhaltung (§§ 24b–24d):
Anzeige und Betriebsregistrierung: Wer Rinder, Schweine, Schafe, Ziegen, Hühner oder Truthühner zum Zwecke der Zucht oder der tierischen Produktion halten will, hat dies der zuständigen Behörde unter Angabe der Anzahl der im Jahresdurchschnitt gehaltenen Tiere und ihrer Nutzungsart anzuzeigen, die Behörde erteilt eine Registriernummer.

Bestandsregister (§ 24c): Für die im 24b genannten Tierhaltungen (Ausnahme: Schaf- und Ziegenhaltungen mit bis zu 3 Muttertieren) ist ein Bestandsregister zu führen, das u.a. Angaben über die Kennzeichnung der Tiere sowie über Zu- und Abgänge mit Namen und Anschrift des bisherigen Besitzers und des Erwerbers enthalten muß.

5.4 Das Arbeiten mit Tierseuchenerregern

Das Arbeiten und der Verkehr mit Tierseuchenerregern können, wenn nicht die erforderliche Sorgfalt dabei gewahrt wird, zu ihre Verschleppung führen. Um diesen Gefahren vorzubeugen, ist es notwendig, diesen Bereich rechtlich zu regeln. Aufgrund des § 17 Abs. 1 Ziff. 16 TierSG ist deswegen die VO über das Arbeiten mit Tierseuchenerregern vom 28.11.1985 (Tierseuchenerreger-VO, mehrfach geändert) erlassen worden, deren wichtigste Bestimmungen sind:

Wer mit Tierseuchenerregern arbeiten, sie erwerben oder abgeben will, bedarf grundsätzlich einer Erlaubnis der zuständigen Behörde. Ausnahmsweise ist eine Erlaubnis nicht erforderlich für:

- einfache bakteriologische Arbeiten, z. B. Sterilitätskontrolle, Keimzahlbestimmungen,
- bakteriologische Fleischuntersuchungen nach einer dreimonatigen herfür vorgeschriebenen Ausbildung,
- das Arbeiten mit Erregern nicht anzeigepflichtiger Tierseuchen im Rahmen tierärztlicher oder ärztlicher Praxisuntersuchungen oder in tierärztlich oder ärztlich geleiteten Instituten,
- diese Tätigkeiten sind jedoch bei der zuständigen Behörde anzeigepflichtig.

Das Arbeiten mit Erregern anzeigepflichtiger Tierseuchen ist somit stets erlaubnispflichtig. Voraussetzungen für die Erteilung der Erlaubnis sind Sachkenntnisse des Antragstellers und das Vorhandensein geeigneter Räume und Einrichtungen.

5.5 Einrichtung von Schutzgebieten

Nach § 17a TierSG können Gebiete, in denen die Viehbestände von mindestens zwei Dritteln der Tierbesitzer aufgrund amtstierärztlicher Feststellung als frei von einer Seuche befunden worden sind, zu Schutzgebieten erklärt werden. In dem Schutzgebiet können die **Benutzung, die Verwertung und der Transport von seuchenempfänglichen Tieren**, die nicht als frei von der Seuche befunden worden sind, beschränkt werden.

Dieser Paragraph ist 1956 in das TierSG aus folgenden Gründen eingeführt worden. In den Ländern waren Verfahren zur Bekämpfung verschiedener chronischer Rinderseuchen, insbesondere Tuberkulose und Brucellose, eingerichtet worden, denen sich die Tierbesitzer freiwillig anschließen konnten. Die Landwirtschaft hatte von dieser Möglichkeit der Sanierung ihrer Rinderbestände unter großen eigenen Aufwendungen weitgehend Gebrauch gemacht, auch öffentliche Mittel wurden dafür in erheblichem Maße zur Verfügung gestellt. Die dabei entstandenen seuchenfreien Rinderbestände mußten gegen die Gefahr einer Neuinfektion geschützt werden. Deswegen wurde mit dem § 17a die Möglichkeit geschaffen, den Verkehr mit Rindern, die aus nicht seuchenfreien Beständen stammten, zu beschränken (durch entsprechende Schutzgebiets-VO). Beispiele dafür sind:

- **Beschränkung der Benutzung**: solche Rinder dürfen nicht auf Weiden aufgetrieben werden,
- **Beschränkung der Verwertung**: solche Rinder dürfen nur zur Schlachtung abgegeben werden,
- **Beschränkung des Transports**: solche Rinder dürfen nicht auf öffentlichen Wegen getrieben werden.

5.6 Seuchenfreiheit von Tieren, Beständen, Gebieten sowie hygienische Anforderungen an Viehhaltungen und Brütereien (§ 17b TierSG)

Nach § 17b Abs. 1 Ziff. 1–3 kann das BML durch VO zum allgemeinen Schutz von Haustier- und Süßwasserfischbeständen:

- die Voraussetzungen bestimmen, unter denen ein Tier, oder ein Tierbestand oder ein Gebiet als seuchenfrei anzusehen ist,
- die amtliche Anerkennung eines Tierbestandes als seuchenfrei regeln.

Diese Ermächtigung wurde 1965 in das TierSG eingefügt, um im Rahmen der Tuberkulose- und Brucellosebekämpfung Schutz- und Überwachungsmaßnahmen für sanierte Bestände zu ermöglichen (s. S. 122). Auch im innergemeinschaftlichen Handel mit Rindern und Schweinen (RL 64/432/EWG) werden Herkunftsbescheinigungen aus amtlich tuberkulose- und brucellosefreien Rinder- und brucellosefreien Schweinebeständen verlangt. Somit dienen diese Vorschriften sowohl im innerdeutschen als auch innergemeinschaftlichen Handelsverkehr dem Schutz vor Seuchenverschleppungen. Sie können und werden auch bei anderen Seuchen angewandt.

Nach § 17b Abs. 1 Ziff. 4 TierSG können Vorschriften über Einrichtung und Betrieb von Viehhaltungen und Brütereien erlassen werden, u.a. können geregelt werden:

- Lage und Abgrenzung des Betriebes, Beschaffenheit und Einrichtung von Umkleideräumen, Ställen, Wegen, Plätzen, Anlagen zur Dung- und Jauchebeseitigung und der Futterbereitung,
- Aufteilung in Betriebsabteilungen,
- Anforderungen an die Aufnahme und Abgabe von Tieren sowie deren Unterbringung,
- Tragen von Schutzkleidung, Reinigungen und Desinfektionen,
- Beseitigung von Dung und Jauche, Aufbewahrung von toten Tieren,
- Kontrollbücher über Zu- und Abgang von Tieren, Zahl der Todesfälle, Behandlungen, Impfungen.

Diese Ermächtigung ist bisher bevorzugt für Großbestände genutzt worden, da sich für diese aufgrund von verschiedenen Faktoren eine erhöhte Seuchengefahr ergibt, z. B. wegen der gemeinsamen Haltung vieler Einzeltiere auf engem Raum, einem erhöhten Tierverkehr, der Möglichkeit, daß eingedrungene Infektionserreger durch zahlreiche und schnelle Tierpassagen Virulenzsteigerungen erfahren können, der Abhängigkeit von biotechnischen Systemen. Das trifft besonders für die Schweine- und Geflügelhaltung zu, aber auch für Rinderbestände (Salmonelleninfektionen in Kälbermastbeständen, (s. S. 113). Eine eigenständige VO ist bisher aber nur für die Schweinehaltung erlassen worden:

VO zum Schutz gegen die Gefährdung durch Tierseuchen bei der Haltung großer Schweinebestände (Tierseuchen-Schweinehaltungs-VO) vom 29.7.1988.

Von dieser VO werden nur große Schweinebestände erfaßt und dabei 2 Größenkategorien unterschieden (s. Übersicht 7).

5.6 Seuchenfreiheit sowie hygienische Anforderungen an Viehhaltungen und Brütereien

Betriebsform	Größenkategorie	
	I	II
Mastbetriebe	< 700 Mastplätze	<1250 Mastplätze
Zuchtbetriebe Zuchtschweine keine Schweine im Alter von mehr als 12 Wochen	<150 Sauenplätze	< 300 Sauenplätze
andere Zuchtbetriebe oder gemischte Betriebe, die keine Mastschweine zukaufen	< 100 Sauenplätze	< 220 Sauenplätze
gemischte Betriebe, die Mastschweine zukaufen, es gelten 7 Stallplätze für Mastschweine = einem Sauenplatz	< 150 Sauenplätze	< 300 Sauenplätze

Übersicht 7 Bestandsgrößen nach der Tierseuchen-Schweinehaltungs-VO

Für beide Größenkategorien gelten folgende Anforderungen:
- Betriebsanzeige bei der zuständige Behörde,
- besonderer Umkleideraum, Schutzkleidung,
- Abgrenzung des Betriebes, so daß unbefugte Personen nicht hineingelangen können,
- Desinfektionseinrichtungen müssen vorhanden sein,
- Quarantäne, neu eingestellte Tiere müssen mindestens 3 Wochen im Quarantänestall gehalten werden,
- besonderer Raum für die Aufbewahrung von toten Tieren,
- es müssen Einrichtungen vorhanden sein, in denen Dung und Jauche mindestens 8 Wochen gelagert werden können,
- der Betrieb unterliegt der Beaufsichtigung durch den bTA.

Für Betriebe der Größenkategorie 2 gelten zusätzlich folgende Anforderungen:
- Einfriedigung des Betriebes, Ein- und Ausgänge müssen mit Desinfektionseinrichtungen versehen sein, Wege und Plätze müssen befestigt und desinfizierbar sein, es muß ein besonderer Fahrzeugwaschplatz vorhanden sein,
- Unterteilung des Betriebes in Betriebsabteilungen,
- in einem Betrieb dürfen Höchstzahlen nicht überschritten werden,
- Zucht- und Mastschweine müssen in verschiedenen Betriebsabteilungen gehalten werden,
- Kontrollbücher mit Angaben über Zu- und Abgänge von Schweinen, Todesfälle, tierärztliche Untersuchungen, Arzneimitteleinsatz,
- Tragen von Schutzkleidung, regelmäßige Desinfektionen,
- Mindestlagerungszeiten für Dung und flüssige Abgänge.

Die Bindung dieser Vorschriften an Großbestände wird der Infektionsprophylaxe insbesondere bei KSP nicht voll gerecht, da auch kleinere Bestände am Infektionsgeschehen stets beteiligt sind. Es laufen deswegen Bemühungen, diese durch eine neue „Hygiene-VO" zu erfassen. Unter der gleichen Zielsetzung haben auch Bundesländer Richtlinien für Hygieneprogramme für schweinehaltende Betriebe aufgestellt (Niedersachsen, Schleswig-Holstein).

5.7 Sera, Impfstoffe, Antigene

Sera, Impfstoffe und Antigene sind für die Tierseuchenbekämpfung bzw. für die Erkennung von Tierseuchen von grundlegender Bedeutung. Um ihre Wirksamkeit, Unschädlichkeit und ihre gefahrlose Herstellung und Anwendung allgemein zu sichern, bedarf es eines rechtlichen Rahmens, den die §§ 17c–17e TierSG und die dazu erlassene Tierimpfstoff-VO geben.

Die Mittel, die unter diese Vorschriften fallen, sind so definiert (§ 17c TierSG):

Sera, Impfstoffe, Antigene, die unter Verwendung von Krankheitserregern oder auf biotechnischem Wege hergestellt werden und zur Verhütung, Erkennung oder Heilung von Tierseuchen bestimmt sind (nachfolgend Mittel genannt).

Von dieser Definition werden somit nicht nur Mittel erfaßt, die am Tier angewendet werden, sondern auch diagnostische Antigene für serologische Untersuchungen.

Diese Mittel unterliegen somit nicht dem Arzneimittelgesetz (vergl. § 80 Arzneimittelgesetz), sie sind seit langem integrierter Bestandteil des Tierseuchenrechts, nach § 17 Nr. 17 des VG von 1909 konnten erstmalig Herstellung und Verwendung von Impfstoffen geregelt werden, die §§ 17c–17e sind 1972 in das TierSG eingefügt worden.

Die §§ 17c, 17d TierSG enthalten zugleich Ermächtigungen für das BML, Einzelfragen zur Durchführung dieser Bestimmungen durch VO zu regeln, auf dieser Grundlage ist erlassen worden:

VO über Sera, Impfstoffe und Antigene nach dem TierSG (Tierimpfstoff-VO), s. Übersicht 8. Aufgrund dieser Vorschriften gelten folgende Anforderungen:

5.7.1 Zulassung der Mittel (§ 17c TierSG)

Solche Mittel dürfen nur abgegeben und angewendet werden, wenn sie zugelassen sind.

Zulassungsstellen: Paul-Ehrlich-Institut (Bundesamt für Sera und Impfstoffe), Bundesforschungsanstalt für Viruskrankheiten der Tiere, Bundesinstitut für gesundheitlichen Verbraucherschutz und Veterinärmedizin.

Ausnahme vom Zulassungszwang: stallspezifische Mittel, insbesondere Impfstoffe. Weitere Ausnahmen können von der obersten Landesbehörde zugelassen werden, z. B. im Zusammenhang mit der Entwicklung und Erprobung solcher Mittel.

Einzelheiten des Zulassungsverfahrens sind in den §§ 14–28 der Tierimpfstoff-VO geregelt (s. Übersicht 8).

Die Zulassung erfolgt auf Antrag des pharmazeutischen Unternehmers und setzt eine vorhergehende Prüfung des Mittels voraus. Der Antrag muß u.a. Angaben über Wirkungen, Nebenwirkungen, Anwendungsgebiete, Gegenanzeigen, Haltbarkeit, Toxikologie, Reinheit, klinische oder tierärztliche Prüfungen enthalten. Mit der Zulassung wird also generell das Ziel verfolgt, daß nur solche Mittel zur Abgabe und Anwendung kommen, die die angegebene Wirksamkeit besitzen und möglichst unschädlich sind.

5.7 Sera, Impfstoffe, Antigene

	§§
1. Begriffsbestimmungen	1
2. Herstellungserlaubnis, Anzeigepflichten	
Fristen für Entscheidungen über die Erlaubnis	1a
Ruhen der Erlaubnis	1b
Anforderungen an Personen	2
Anzeigepflichten	3
Anforderungen an Räume und Einrichtungen	4
3. Anlage und Ausstattung der Herstellungsbetriebe	
Betriebe	5
Betriebsräume	6
Räume für die Haltung von Tieren	7
4. Herstellung von Mitteln	
Schutzmaßregeln bei der Herstellung	8
Anforderungen an das Personal	9
Haltung und Kontrolle von Tieren	10
Reinigung und Desinfektion	13
Gute Herstellungspraxis	13a
5. Zulassung von Mitteln	14
Zulassungsstellen	15
Zulassungsantrag	21
Chargenprüfung	
6. Kennzeichnung	
Kennzeichnung der Behältnisse	29
Packungsbeilage	30
7. Abgabe und Anwendung von Mitteln	
Vertriebsweg, Nachweispflicht	31
Abgabe durch Apotheken und zentrale Beschaffungsstellen	32
Verschreibungspflicht	32
Abgabeverbot	33
Anwendung von Mitteln	34
Vorrätighalten von Mitteln	35
Befugnisse tierärztlicher Bildungsstätten	36
Ausnahmen	37
8. Bußgeldvorschriften	
9. Schlußbestimmungen	

Übersicht 8 Inhaltsübersicht zur VO über Sera, Impfstoffe und Antigene nach den TierSG (Fassung der Bekanntmachung vom 12.11.1993, auszugsweise)

5.7.2 Herstellungserlaubnis (§ 17d TierSG)

Wer Mittel gewerbs- oder berufsmäßig zum Zwecke der Abgabe an andere oder zur Anwendung in eigenen Tierbeständen herstellen will, bedarf für das jeweilige Mittel eine Erlaubnis der zuständigen Landesbehörde, die diese im Benehmen mit der für die Zulassung des Mittels zuständigen Behörde erteilt.

Die Tierimpfstoff-VO beschreibt die Anforderungen, die für die Erteilung der Herstellungserlaubnis zu erfüllen sind:

- **Nachweis von Sachkunde**: Der Herstellungsleiter muß das Studium der Veterinär- oder Humanmedizin, Biologie, Chemie oder Pharmazie abgeschlossen haben, eine dreijährige Tätigkeit in der veterinär- oder humanmedizinischen

Mikrobiologie oder Serologie sowie ausreichende Erfahrungen in der Herstellung und Prüfung solcher Mittel nachweisen können.
- **Anlage und Ausstattung der Herstellungsbetriebe**: Das Ausmaß der Anforderungen richtet sich nach der Verschleppbarkeit des Erregers. Wird mit hochkontagiösen Erregern gearbeitet (z. B. MKS-Virus), ist die völlige Isolierung der Produktionsräume einschließlich Filtration der Luft und Desinfektion des Abwassers erforderlich. Weitere Anforderungen betreffen die Betriebsräume sowie die Räume zum Halten von Tieren.
- **Haltung und Kontrolle von Tieren**: Für die Herstellung von Mitteln dürfen nur Tiere verwendet werden, die frei von übertragbaren Krankheiten sind, sie sind ständig von einem Tierarzt zu überwachen, dürfen mit anderen Tieren nicht zusammengebracht werden und müssen vor ihrer Verwendung eine Quarantäne durchlaufen.
- **Gute Herstellungspraxis**: Die Mittel sind unter Beachtung der Grundsätze und Leitlinien der „Guten Herstellungspraxis" herzustellen, die die Kommission der EG aufgestellt hat.

5.7.3 Abgabe und Anwendung der Mittel

Kennzeichnung der Mittel: Die Mittel dürfen nur abgegeben werden, wenn sie auf dem Behältnis gekennzeichnet sind und ihnen eine Packungsbeilage (Gebrauchsinformation) beiliegt. Auf dem Behältnis muß u.a. angegeben sein: Firma, Bezeichnung des Mittels, Zulassungsnummer, Chargenbezeichnung oder Herstellungsdatum, Art der Aufbewahrung und Anwendung, Verfalldatum, Hinweis „Verschreibungspflichtig". Die Packungsbeilage muß die wirksamen Bestandteile, Anwendungsgebiete, Gegenanzeigen, Nebenwirkungen, Dosierung u.a. benennen.

Vertriebsweg: Mittel dürfen u.a. nur abgegeben werden an:

- Tierärzte zur Anwendung an den von ihnen behandelten Tieren,
- Apotheken,
- Veterinärbehörden zur Tierseuchenbekämpfung.

Wer als Tierarzt Mittel erwirbt oder abgibt, hat über Herkunft, Art und Menge der Mittel sowie über Name und Anschriften der Empfänger Nachweise zu führen, ebenso der Tierhalter über die Herkunft der Mittel.

Verschreibungspflicht: Mittel dürfen durch Apotheken nur auf tierärztliche oder ärztliche Verschreibung abgegeben werden.

Anwendung der Mittel: Mittel dürfen bei Tieren nur von Tierärzten angewendet werden. Mit dieser Vorschrift soll erreicht werden, daß ihre Anwendung nur mit der erforderlichen Sachkenntnis erfolgt. Diese umfaßt Kenntnisse oder praktische Fähigkeiten z. B. bei der Durchführung der Impfung, bei der Stellung der Impfindikation und der Beurteilung der Impffähigkeit des Tieres sowie über die Verlaufsformen, Diagnose und Epidemiologie der jeweiligen Seuche gegen die geimpft werden soll. Von dieser Vorschrift können im Einzelfall von der zuständigen Behörde Ausnahmen zugelassen werden, wenn Belange der Seuchenbekämpfung nicht entgegenstehen. In diesem Fall hat der Tierarzt, der den Impfstoff abgeben will, für den in Frage kommenden Bestand einen entsprechenden Antrag zu stellen. Bei der Bewilligung solcher Anträge soll ein strenger Maßstab angelegt werden, wenn es sich um anzeigepflichtige Seuchen (ausgenommen Newcastle-Krankheit) oder um angeordnete oder vorgeschriebene Impfungen handelt. Die Genehmigung muß mit Auflagen versehen werden, nämlich Feststellung der Impfindikation und Impffähigkeit der Tiere vor der Abgabe des Impfstoffes durch den Tierarzt, Bestandskontrolle nach der Impfung sowie Führen eines Impfkontrollbuches.

Vorrätighalten der Mittel: nur in tierärztlichen Hausapotheken.

5.7.4 Beaufsichtigung durch den beamteten Tierarzt (§ 17e TierSG)

Betriebe und Einrichtungen, in denen Mittel hergestellt, geprüft, gelagert, verpackt oder abgegeben werden, unterliegen der Überwachung durch den bTA.

5.8 Desinfektion

Der § 17f TierSG ermächtigt das BML, durch Rechts-VO, die nicht der Zustimmung des Bundesrates bedarf, Mittel und Verfahren zu bestimmen, die bei tierseuchenrechtlich vorgeschriebenen Desinfektionen und Entwesungen verwendet werden dürfen.

Das Tierseuchenrecht schreibt in zahlreichen Bestimmungen Desinfektionen vor. Die Auswahl wirkungsvoller Verfahren und Mittel ist angesichts des umfangreichen Angebots schwierig, so daß es einer eindeutigen Arbeitsanweisung bedarf. Um Desinfektionsmittel als wirksam empfehlen zu können, sind entsprechende Prüfungen erforderlich. Diese werden u.a. auf breiter, allerdings freiwilliger Basis von der Deutschen Veterinärmedizinischen Gesellschaft (DVG) vorgenommen. Die Prüfung erfolgt anhand einer verbindlichen Richtlinie an Bakterien, Pilzen und Viren sowie an Parasiten. Wirksame Desinfektionsmittel sind unter Angabe ihrer Grundsubstanzen, der erforderlichen Konzentration und Einwirkungszeit in einer Liste zusammengestellt, die regelmäßig z.B. im Deutschen Tierärzteblatt veröffentlicht wird. Die Prüfungsergebnisse sind auch für staatlich vorgeschriebene Desinfektionen genutzt worden (s. S. 51).

Die o.a. Ermächtigung zum Erlaß einer Rechts-VO ist bisher vom BML nicht in Anspruch genommen worden. Jedoch sind Verfahren und Mittel bei den staatlich vorgeschriebenen Desinfektionen in Form einer Richtlinie zusammengestellt worden, die dem bTA die notwendigen Informationen bietet. Diese Richtlinie regelt viele Detailfragen und ist somit sehr umfangreich, so daß hier nur eine Übersicht mit den wichtigsten Regelungen wiedergegeben wird.

Richtlinie des BML über Mittel und Verfahren für die Durchführung der Desinfektion bei anzeigepflichtigen Tierseuchen

I. Allgemeines und Definitionen

Desinfektionsverfahren

Das Desinfektionsverfahren umfaßt immer die Reinigung und die Desinfektion. Im Bedarfsfall ist der Reinigung eine Entwesung vorzuschalten.

Reinigung: Reinigung ist die möglichst vollständige Beseitigung allen Schmutzes, insbesondere von Ausscheidungen infizierter Tiere aus Räumen und von Gegenständen und Einrichtungen. Die Reinigung bezweckt, daß bei der nachfolgenden Desinfektion der Seuchenerreger dem Desinfektionsmittel ohne Wirkungsverlust ausgesetzt wird.

Desinfektion. Desinfektion ist die gezielte Entkeimung mit dem Zweck, eine Übertragung von Infektionskrankheiten und Kontaminationen mit Tierseuchenerregern zu verhindern.

Schlußdesinfektion: Die Schlußdesinfektion umfaßt die bei einem Seuchenausbruch vorgeschriebenen Reinigungs- und Desinfektionsmaßnahmen. Sie erfolgt nach der Entfernung aller seuchenkranken und verdächtigen Tiere oder, sofern Tiere im Bestand verbleiben, nachdem deren Unverdächtigkeit festgestellt worden ist.

Vorläufige Desinfektion: Die vorläufige Desinfektion umfaßt Desinfektionsmaßnahmen, die vor der Schlußdesinfektion durchzuführen sind, wenn bei hochkontagiösen Tierseuchen durch die Schlußdesinfektion eine Erregerverschleppung erfolgen kann oder es sich um eine Tierseuche handelt, deren Erreger auf den Menschen übertragbar ist.

Laufende Desinfektion: Die laufende Desinfektion umfaßt die während eines Ausbruchs einer leicht verschleppbaren Seuche kontinuierlich durchzuführenden Desinfektionen. Dies schließt ständige Desinfektionseinrichtungen an den Stallein- und -ausgängen wie Durchfahrbecken, Desinfektionswannen und -matten mit ein.

Sterilisation: Sterilisation ist die Abtötung bzw. irreversible Inaktivierung aller Mikroorganismen an oder in Materialien.

Entwesung: Die Entwesung ist die möglichst vollständige Vernichtung von Schadnagern (Mäuse, Ratten) und von Arthropoden, die Tierseuchenerreger übertragen und verbreiten können. Die Entwesung hat vor der Reinigung zu erfolgen, um ein Ausweichen der tierischen Schädlinge in umliegende Gebäude und die Umgebung zu verhindern.

II. Entwesung

Ist vor der Reinigung eine Entwesung notwendig, so ist dies in den speziellen Desinfektionsverfahren (Abschnitt VI) für die einzelnen Seuchen aufgeführt. Dafür sind folgende Mittel zu verwenden:

Schadnager: „Liste der Mittel gegen Ratten und Hausmäuse (Rodentizide) aus dem Pflanzenschutzmittel-Verzeichnis der Biologischen Bundesanstalt für Land- und Forstwirtschaft".

Arthropoden: „Liste der vom Bundesgesundheitsamt geprüften und anerkannten Entwesungsmittel und -verfahren zur Bekämpfung tierischer Schädlinge (Gliedertiere, Arthropoden")._

III. Vorläufige Desinfektion

In den Fällen, in denen eine vorläufige Desinfektion notwendig ist, ist diese der Reinigung vorzuschalten. Die zu desinfizierenden Flächen, Gegenstände und Materialien werden vor Beginn der Reinigung entsprechend den Angaben bei den einzelnen Tierseuchen 1 bis 4 Stunden mit Desinfektionsmittel eingeweicht.

IV. Reinigung

Die Reinigung kann manuell durch Scheuern möglichst unter Verwendung von heißem Wasser erfolgen. Ein Zusatz von Reinigungsmitteln erhöht die Wirksamkeit. Gebräuchliche Reinigungsmittel sind z. B. Sodalösung (3 kg Soda, Na_2CO_3, auf 100 l heißen Wassers), Seifenlösung (3 kg Schmierseife auf 100 l heißen Wassers) oder Handelspräparate.

Aus Gründen höherer Wirksamkeit ist der maschinellen Reinigung mit Hochdruckreinigern der Vorzug vor der manuellen Reinigung zu geben. Hochdruckreiniger sollten mit Zumisch- und Dosiereinrichtungen für Reinigungsmittel und Desinfektionsmittel ausgerüstet sein. Eine Geräteübersicht ist der „DLG-Liste anerkannter Hochdruckreiniger" zu entnehmen.

Bei Temperaturen unter dem Gefrierpunkt ist der Reinigungslösung je nach Kältegrad Auftausalz (Kochsalz) beizumischen, um ein Gefrieren auf den Flächen zu verhindern.

Menge: bis –10°C: 1,6 kg NaCl auf je 10 l Wasser
         bis –20°C: 3,0 kg NaCl auf je 10 l Wasser

Anstelle von Auftausalz kann ein handelsübliches Frostschutzmittel verwendet werden.

Die Reinigung beginnt mit der Entfernung groben Schmutzes (besenrein). Es folgt ein 2- bis 3stündiges Einweichen, das bei starker Verschmutzung mehrfach zu wiederholen ist. Anschließend geschieht die eigentliche Reinigung. Sie ist abgeschlossen, wenn die Materialstruktur der Oberflächen deutlich erkennbar ist und im abfließenden Spülwasser sich keine Schmutzteilchen mehr befinden. Danach müssen die Oberflächen gründlich abtrocknen.

In der Richtlinie folgen detaillierte Anweisungen für die Reinigung folgender Objekte:

- für Ställe, Räume, sonstige Einrichtungen, in denen Tiere gehalten werden,
  Festmist, Einstreu, Futterreste und sonstige Materialien,
  hölzerne Gegenstände,
  Mauerwerk,
  Böden,
  Decken, Wände und übrige Bauteile,
  Geräte, Textilien und sonstige Gegenstände,
  Ladestellen, Schlachtstelle und Transportfahrzeuge,
- für die Reinigung von Tieren,
- für die Reinigung von Personen und Bekleidung.

V. Desinfektion

Bei der Desinfektion wird zwischen physikalischen und chemischen Verfahren unterschieden.

Einige der **physikalischen Verfahren** (wie Verbrennen, Abflammen, Auskochen) sind für die praktische Tierseuchendesinfektion von untergeordneter Bedeutung, andere werden aber häufiger genutzt:

- **Dampfstrahlgeräte**, die mit strömendem Dampf über 100°C arbeiten, der sich aber bis zum Auftreffen auf Oberflächen soweit abkühlt, daß in der Regel keine ausreichende Desinfektion erwartet werden kann. Es sind deswegen immer zusätzlich chemische Desinfektionsmittel zu verwenden.
- **Selbsterhitzung**, das Verfahren, bei dem durch aeroben bakteriellen Abbau mit oder ohne Zusatz von Chemikalien (z. b. Branntkalk) erregerabtötende Temperaturen entstehen, ist zur Desinfektion von Festmist und anderen organischen Abfällen geeignet.

Chemische Desinfektionsverfahren und -mittel:

Ihre Anwendung steht bei der Tierseuchendesinfektion im Vordergrund. Am gebräuchlichsten ist dabei das Ausbringen von Desinfektionsmittellösungen durch Scheuern oder Sprühen, in Sonderfällen kann das Desinfektionsmittel auch in fester Form, als Aerosol oder als Gas angewendet werden.

Die Richtlinien sehen als **Desinfektionsmittel** entweder Grundchemikalien oder nach den Richtlinien der DVG geprüfte und als wirksam befundene Handelspräparate vor:

- **Grundchemikalien:**
  Kalk (Löschkalk, $Ca(OH)_2$)
  Wirkungsspektrum: Bakterien (außer Mykobakterien).
  Anwendung: Als Pulver oder Granulat zur Festmistdesinfektion oder als Ausgangsprodukt zur Herstellung von Kalkmilch.
  Kalkmilch
  zur Anwendung kommt 40%ige Kalkmilch frisch zubereitet (40 kg $Ca(OH)_2$ in 100 l Wasser, unter gründlichem Rühren auflösen) oder als Fertigprodukt der Kalkwerke.
  Wirkungsspektrum: Bakterien (außer Mykobakterien).
  Anwendung: vorläufige Desinfektion von Festmist, Flüssigmistdesinfektion.
  Natronlauge
  Wirkungsspektrum: Bakterien (außer Mykobakterien), Viren.
  Anwendung: Flächendesinfektion nur bei Virusseuchen, Flüssigmistdesinfektion;
  auch bei Temperaturen zwischen 0 und 10°C anwendbar.
  Formalin (35–37%ige Formaldehydlösung)
  Wirkungsspektrum: Bakterien, Bakteriensporen, Viren.
  Anwendung: Flächendesinfektion, Flüssigmistdesinfektion;
  bei Temperaturen unter 10°C ungenügend wirksam, bei Temperaturen zwischen 10 und 20°C Temperaturabhängigkeit beachten (s. S. 53).
  Peressigsäure (handelsübliche 15%ige Gleichgewichtsperessigsäure)
  Wirkungsspektrum: Bakterien, Bakteriensporen, Viren.
  Anwendung: Flächendesinfektion, Flüssigmistdesinfektion;
  auch bei Temperaturen zwischen 0 und 10°C anwendbar.
  Ameisensäure
  Wirkungsspektrum: Bakterien (außer Mykobakterien), Viren.

Anwendung: Flächendesinfektion;
bei Temperaturen unter 10 °C nicht anwendbar, bei Temperaturen zwischen 10 und 20 °C Temperaturabhängigkeit beachten (s. S. 53).

- **Handelspräparate**:

Es handelt sich um Präparate, die nach der Richtlinie der DVG geprüft und als wirksam befunden und in die Desinfektionsmittelliste für die Tierhaltung aufgenommen wurden. Diese Liste wird regelmäßig auf den neuesten Stand gebracht und u.a. im Deutschen Tierärzteblatt veröffentlicht, ihre Struktur gibt Übersicht 9 wieder.

Die Konzentration gilt nur bei Ausbringung von 0,4 l Gebrauchslösung je m² Oberfläche			Gebrauchskonzentration und Mindesteinwirkzeit in Volumen-% (V-%)				
Name	Hersteller/ Vertreiber	Wirkstoffe	Bakterizide		Tuberkulozidie	Viruzidie	
			spez. Des.	vorb. Des.		viruzid	begrenzt viruzid
1	2	3	4a	4b	5	7a	7b
Desinfektionsmittel X	Hersteller 1	Aldehyde	2% 4h	1% 1h	–	2% 3h	1% 1h
Desinfektionsmittel Y	Hersteller 2	Aldehyde Quat. Ammoniumverb.	2% 1h	2% 2h	3% 6h	2% 2h	1% 1h
Desinfektionsmittel Z	Hersteller 3	Organ. Säuren Alkohol	2% 4h	2% 2h	–	1% 2h	1% 0,5h

Übersicht 9 Aufbau der Desinfektionsmittelliste der DVG (Fungizide und antiparasitäre Wirkung wurden nicht berücksichtigt)

Desinfektion von Bakterien

Für die tierseuchenrechtlich vorgeschriebenen Desinfektionen ist die **Spalte 4a „Spezielle Desinfektion"** maßgebend. In dieser Spalte finden sich Angaben über die Gebrauchskonzentration und die Mindesteinwirkungszeit des jeweiligen Desinfektionsmittels. Mit der Bezeichnung „Spezielle Desinfektion" sind gezielte Maßnahmen gegen bestimmte Erreger bakterieller Infektionskrankheiten (mit Ausnahmen von Bakteriensporen und Tuberkelbakterien) gemeint (in der Regel in nicht belegten Ställen). Dabei dürfen nur solche Mittel angewendet werden, die in der Gebrauchskonzentration **innerhalb von 2 Stunden** wirksam sind.

Für die schwer desinfizierbaren Tuberkelbakterien gilt die Spalte 5 der DVG-Liste. Jedoch sind nur wenige Präparate auf ihre Tuberkulozidie geprüft und eingetragen worden. Die Desinfektion von Bakteriensporen wird in der DVG-Liste nicht berücksichtigt, Hinweise auf Sporendesinfektion finden sich aber bei den Desinfektionsanweisungen für Milzbrand (s. S. 56) und Rauschbrand.

Desinfektion von Viren

Für die tierseuchenrechtlich vorgeschriebene Desinfektionen von Viren können Mittel aus den **Spalten 7a und 7b** der DVG-Liste angewendet werden, dabei wird zwischen der Desinfektion von behüllten und unbehüllten Viren unterschieden.

Die Bezeichnung für „viruzid" für Spalte 7a bedeutet: wirksam gegen unbehüllte und behüllte Viren, die Bezeichnung „begrenzt viruzid" der Spalte 7b: nur wirksam gegen behüllte Viren. Somit können nach der Richtlinie für die Virusdesinfektion angewendet werden:

- bei behüllten Viren: Mittel der Spalten 7a und 7b, die in der eingetragenen Gebrauchskonzentration innerhalb von 2 Stunden wirksam sind,
- bei unbehüllten Viren: Mittel der Spalte 7a, die innerhalb von 2 Stunden wirksam sind **unter Verdoppelung** ihrer Gebrauchskonzentration.

Behüllte Viren	Unbehüllte Viren
Afrikanische Schweinepest	Afrikanische Pferdepest
Aujeszkysche Krankheit	Ansteckende Blutarmut der Einhufer
Bovine Herpes Typ 1-Infektion	Blauzungenkrankheit (Blue Tongue)
Enzootische Leukose der Rinder	Maul- u. Klauenseuche
Geflügelpest (aviäre Influenza)	Klassische Schweinepest
Infektiöse Hämotopoetische Nekrose der Salmoniden (IHN)	Vesikuläre Schweinekrankheit
Lumpy-Skin-Krankheit	
Newcastle Krankheit	
Pest der kleinen Wiederkäuer	
Perdeencephalomyelitis	
Pockenseuche der Schafe u. Ziegen	
Rifttal-Fieber	
Rinderpest	
Stomatitis vesicularis	
Tollwut	
Virale Hämorrhagische Septikämie der Salmoniden (VHS)	

Übersicht 10 Anzeigepflichtige Tierseuchen, behüllte und unbehüllte Viren

Diese Angaben gelten für Temperaturen von 20°C. Für den Temperaturbereich zwischen 10 und 20°C sind Konzentrationserhöhungen vorzunehmen (s. Übersicht 12). Präparate auf der Basis von Aldehyden und organischen Säuren dürfen nicht bei Temperaturen unter 10°C verwendet werden.

Hände-Desinfektionsmittel

Zur Händedesinfektion sind geprüfte Handelspräparate zu benutzen. Es wird dabei auf die „Liste der von der Deutschen Gesellschaft für Hygiene und Mikrobiologie als wirksam befundenen Desinfektionsverfahren" hingewiesen.

Durchführung der Desinfektion

Allgemeines: Bei der chemischen Desinfektion müssen die damit beauftragten Personen Schutzkleidung und Schutzmittel (z. B. Schürzen, Handschuhe, Brillen, Gasmasken) tragen, wenn dies bei dem verwendeten Desinfektionsmittel notwendig ist. Das Desinfektionsmittel ist in Gebrauchskonzentration auf die abgetrockneten Flächen aufzubringen. Die Menge muß je nach der Struktur der Fläche 0,4 bis 1 l je m² betragen. Dies muß in zwei Schritten geschehen, wenn das Desinfektionsmittel schnell von der Oberfläche abläuft. Das Ausbringen kann mit Bürste oder Schrubber, besser jedoch mit speziellen Sprühgeräten erfolgen. Bei der Verwendung eines Hochdruckreinigers sind folgende Werte anzustreben: Druck 10–12 bar, Temperatur über 40°C, Arbeitsabstand 1,5 bis 2 m unter Verwendung von Desinfektions- oder Flachstrahldüsen. Die Mindesteinwirkungszeiten sind unbedingt einzuhalten. Ein Abspülen der Desinfektionslösung ist nur dann notwendig, wenn aufgrund hoher Wirkstoffkonzentrationen oder bestimmter Wirkstoffe toxische Wirkungen bei Mensch und Tier oder Rückstände in Lebensmitteln zu erwarten sind.

In der Richtlinie des BML folgen Detailanweisungen für die Desinfektion von:

Räume und Stallungen

Festmist, Streu, Futterreste: Diese Materialien sind durch Düngerpackung unter Zusatz eines geeigneten Desinfektionsmittels zu entseuchen.

Anwendungskonzentration	Teile Desinfektionsmittel	Teile Wasser	Bemerkungen
Formalin[1]			
1%	1	99	
2%	2	98	
3%	3	97	
6%	6	94	bei Salmonellose
10%	10	90	bei Rindertuberkulose
30%	30	70	bei Milzbrand, Rauschbrand
Peressigsäurelösung[2]			
1%	1	99	
2%	2	98	bei Milzbrand, Rauschbrand

[1] 35–37%ige wäßrige Formaldehydlösung
[2] handelsübliche 15%ige Peressigsäurelösung

Übersicht 11 Herstellung der Gebrauchslösungen mit Formalin und Peressigsäurelösung

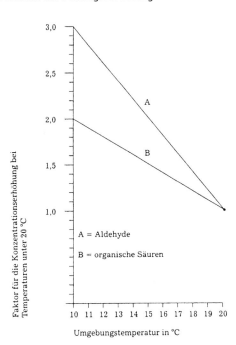

Übersicht 12 Diagramm zur Bestimmung der Konzentrationserhöhung im Temperaturbereich zwischen 10 und 20°C bei Aldehyden und organischen Säuren

Aufbau einer Düngerpackung mit Branntkalk: In dem Bereich, in dem die Düngerpackung aufgesetzt werden soll, wird eine mindestens 25 cm hohe Schicht von Stroh ausgebreitet. Darauf wird eine möglichst geschlossene Lage von Löschkalk (ca. 10 kg/m², Kalkhydrat, $Ca(OH)_2$) aufgebracht.

Der Erfolg der Düngerdesinfektion hängt von der gleichmäßigen Durchmischung des Festmistes mit dem gekörnten Branntkalk und ausreichender Einwirkungszeit ab. Die gleichmäßige Durchmischung ist mit einem Miststreuer zu erreichen, dessen Streubreite 2–3 m nicht überschreitet. Der zu desinfizierende Festmist wird auf den Miststreuer geladen. Während des Aufladens wird gekörnter Branntkalk (ungelöschter Kalk, CaO) in mindestens 2 Schichten gleichmäßig dem Dünger zugesetzt. Als Richtwert gilt ein Zusatz von 100 kg gekörntem Branntkalk je Kubikmeter Stallmist.

Anschließend wird das Festmist-Branntkalkgemisch von dem Miststreuer unter ständigem kräftigen Befeuchten mit Wasser möglichst langsam abgedreht und dadurch eine 1,5 m hohe Miete aufgesetzt. Diese wird dann mit einer stabilen schwarzen Silofolie allseitig abgedeckt, die im Bereich des Bodenanschlusses mit Autoreifen, Steinen o.ä. beschwert wird, um sie gegen Windeinwirkung zu schützen.

Diese Düngerpackung ist mindestens 5 Wochen zu lagern. Danach wird der Dünger auf unbestelltes Ackerland aufgebracht und sofort untergepflügt. Fehlt die Möglichkeit des sofortigen Unterpflügens oder muß der Dünger auf Grünland oder bestellte Feldfutteranbauflächen aufgebracht werden, ist die Düngerpackung zuvor mindestens 10 Wochen zu lagern.

Bei der Anlage der Düngerpackung mit dem Zusatz von gekörntem Branntkalk haben die dabei tätigen Personen die für den Umgang mit Branntkalk notwendigen Vorsichtsmaßnahmen zu beachten. Die zum Anlegen der Düngerpackung benutzten Gerätschaften sowie die Schutzkleidung sind zum Schluß der Arbeiten nach Anweisung des bTA sorgfältig zu desinfizieren.

Die Düngerpackung ist eine seit 1912 tierseuchenrechtlich vorgeschriebene Entseuchungsmaßnahme. Bei der ursprünglichen Durchführung (Anl. A/BAVG) verließ man sich allein auf die Selbsterhitzung als keimabtötenden Vorgang, dabei handelt es sich um eine aerobe Verrottung, bei der Temperaturen von über 60°C möglich sind, und eine Packung mußte 3 Wochen lang lagern. Dieses Verfahren hat sich über Jahrzehnte bewährt.

Das nunmehr vorgeschriebene Verfahren weicht von dem ursprünglichen insofern ab, als der Düngerpackung Branntkalk zugesetzt wird und die Lagerungsdauer verlängert ist. Dies wird mit der Befürchtung begründet, daß mit der heutigen Tierhaltung, insbesondere aufgrund der geringen Verwendung von Stroh als Einstreu, die aerobe Verrottung zugunsten einer anaeroben erschwert wird und damit die erforderlichen Temperaturen nicht mehr erreicht werden.

Flüssigmist, Jauche, Schmutzwasser: Die Desinfektion von Flüssigmist (Gülle) ist in der Praxis im Vergleich zum Festmist schwierig, da ohne Belüftung keine Selbsterhitzung eintritt. Für die Desinfektion von Gülle stehen grundsätzlich folgende Verfahren zur Verfügung:

- **Biotechnische Verfahren**: Ihre Anwendung ist in der Landwirtschaft begrenzt, da sie einen hohen technischen Aufwand erfordern, so daß nur wenige Betriebe den Anforderungen genügen können, bei richtiger Anwendung ist jedoch die Gewinnung einer „seuchenhygienisch unbedenklichen" Gülle möglich. Zu den biotechnischen Verfahren gehören u.a.:

  die aerob-thermophile Güllebehandlung, bei diesem Verfahren wird Luft in die Gülle eingebracht und damit ein Teilabbau organischer Substanzen durch Oxydationsprozesse bei gleichzeitiger Wärmegewinnung erreicht;

  die anaerobe, alkalische, mesophile Güllefaulung zur Biogasgewinnung, bei der in der zweiten thermophilen Stufe Temperaturen von 55°C möglich sind;

  die Güllepasteurisierung.

- **Langzeitlagerung**: Sie kann nach der Richtlinie des BML zur Anwendung kommen, wenn eine Desinfektion nicht durchführbar ist und diese Möglichkeit bei den Anweisungen für die einzelnen Tierseuchen ausdrücklich erwähnt wird; dies ist z. B. der Fall bei der KSP mit einer Lagerungsdauer im Sommerhalbjahr von 2 und im Winterhalbjahr von 3 Monaten.

- **Chemische Desinfektion**: Die Richtlinie des BML befaßt sich, abgesehen von Langzeitlagerung, nur mit der chemischen Desinfektion; die geeigneten Desinfektionsmittel sind 40%ige Kalkmilch, Formalin, Natronlauge und Peressigsäure. Wenn irgendmöglich sollte die Desinfektion aus Kostengründen mit Kalkmilch durchgeführt werden, der Einsatz von Peressigsäure ist nur sehr bedingt zu empfehlen, da der Wirkstoff teuer ist und bei der Zumischung viel Schaum entsteht, sie kann jedoch zur Desinfektion kleiner Volumina wegen ihrer schnellen Wirkung vorteilhaft sein. Die zur Anwendung kommenden Konzentrationen s. Übersicht 13.

Vor und während der Zugabe des Desinfektionsmittels und weitere 6 Stunden ist die Gülle gründlich durchzumischen. Nach der Einwirkungszeit soll der Flüssigmist möglichst auf Ackerland ausgebracht und untergepflügt werden. Bei der Anwendung von Kalk, Natronlauge, Formalin und Peressigsäure ist in den angegebenen Konzentrationen bei der Ausbringung bis zu 20 m^3/ha nicht mit Umwelt- oder Pflanzenschädigungen zu rechnen.

Seuche	40%ige Kalkmilch	NaOH	Formalin
Aujeszkysche Krankheit	40 kg/m^3	50%ig 16 l/m^3	6 l (kg/m^3
Brucellose	60 kg/m^3		10 l/m^3
Maul- u. Klauenseuche	60 kg/m^3	15%ig, 30 l/m^3	15 l/m^3
Milzbrand Rauschbrand			50 l/m^3
Salmonellose	60 kg/m^3	50%ig 30 l/m^3	15 kg/m^3
Europäische Schweinepest	40 kg/m^3	50%ig 20 l/m^3	10 l/m^3

Übersicht 13 Desinfektion von Flüssigmist nach der BML-Richtlinie (Mindesteinwirkungszeit 4 Tage)

VI Verfahren bei den einzelnen Seuchen

Allgemeines: Die Herstellung der Gebrauchslösungen wird für Formalin und Peressigsäure in der Übersicht 11 angegeben.

Die wirksamen Desinfektionsmittelkonzentrationen werden bei 20°C angegeben. Aldehyde und organische Säuren zeigen einen Verlust der desinfizierenden Wirkung bei Temperaturen zwischen 10 und 20°C. Dieser Verlust muß durch eine Konzentrationserhöhung ausgeglichen werden. Aus dem Diagramm (s. Übersicht 12) ist der Faktor abzulesen, mit dem der 20°C-Wert multipliziert werden muß, um wirksam desinfizieren zu können. Dies gilt für Reinsubstanzen ebenso wie für Handelspräparate. Bei Temperaturen unter 10°C sind Desinfektionsmittel zu wählen, die für diesen Temperaturbereich geeignet sind (s. S. 50).

Allgemeines
Erreger: Bacillus anthracis, aerober Sporenbildner, hohe Sporenresistenz; Ausscheidung des Erregers über Se- und Exkrete; Blut verendeter Tiere enthält massenhaft vegetative Zellen, die an der Luft sporulieren, durch sofortige Desinfektion der Sporulierung zuvorkommen, da die Sporendesinfektion schwierig ist; Zoonose; Schutzhandschuhe; bei Verletzungen Arzt aufsuchen.
Geeignete Flächendesinfektionsmittel

Formalin
    Peressigsäure
    Glutaraldehyd
Aldehyde nur bei Temperaturen über 15°C anwenden ohne Berücksichtigung der Konzentrationserhöhung. Keine Handelsdesinfektionsmittel.

Entwesung: nicht erforderlich
Anzuwendende Desinfektionsverfahren

Da Desinfektionsmittel in hoher Konzentration eingesetzt werden, müssen Schutzkleidung und Atemmasken getragen werden.
Laufende Desinfektion: erforderlich
    Peressigsäure 2% – 2 Std.
Vorläufige Desinfektion: erforderlich
    Formalin 30% – 2 Std.
    Glutaraldehyd 4% – 2 Std.
Schlußdesinfektion Reinigung (s. S. 49)
    Flächen:
    Formalin 30% – 2 Std.
    Glutaraldehyd (ph 8,0–8,3) 4% – 2 Std.
    Peressigsäurelösung 2% – 2 Std., nicht auf blutverschmutzten Oberflächen anwenden.
    Festmist: Kleine Mengen in stabilen Plastiksäcken sammeln, verschließen und der öffentlichen Müllverbrennung zuführen, ansonsten Düngerpackung, dabei ist die Strohunterlage anstelle von Kalkhydrat mit gekörntem Branntkalk (100 kg/m²) zu bestreuen und dem Mist sind 200 kg Branntkalk/m³ beizugeben. Auf ausreichenden Abstand zu Gebäuden und brennbaren Gegenständen muß beim Aufsetzen der Packung geachtet werden. Frühestens nach 5 Wochen ist der Mist auf Ackerland auszubringen und sofort unterzupflügen.
    Flüssigmist und Jauche: Formalin 50 kg/m³, Mindesteinwirkungszeit 4 Tage, Achtung: Schaumentwicklung.

Übersicht 14 Desinfektion bei Milzbrand

5.8 Desinfektion

Desinfektionsanweisungen für die einzelnen Tierseuchen: Es folgen für jede anzeigepflichtige Tierseuche Anweisungen für die Desinfektion, von denen beispielhaft die für Milzbrand, KSP und Rindertuberkulose wiedergegeben werden. Der Milzband als Beispiel für die sehr schwierige Sporendesinfektion (die in der DVG-Liste nicht berücksichtigt wird), die Rindertuberkulose, weil die Mykobakterien ebenfalls schwer desinfizierbar sind, und die KSP als Beispiel für eine besonders aktuelle Seuche.

Allgemeines
Erreger: Mycobacterium bovis, Bakterien mit langer Überlebensdauer in der Umwelt, Zoonose
Geeignete Flächendesinfektionsmittel
Formalin (35–37% Formaldehyd) Handelsdesinfektionsmittel nach Spalte 5 der DVG-Liste (s. S. 51)
Entwesung: nicht erforderlich
Anzuwendende Desinfektionsverfahren Laufende Desinfektion: nicht erforderlich Vorläufige Desinfektion: erforderlich 　　　　　　Handelsdesinfektionsmittel nach Spalte 5 der DVG-Liste (s. S. 51) Schlußdesinfektion: Reinigung (s. S. 49) 　　　　　　Flächen: 　　　　　　Formalin 10% – 4 Std. 　　　　　　Handelsdesinfektionsmittel nach der Spalte 5 der DVG-Liste (s. S. 51). 　　　　　　Festmist: 　　　　　　Düngerpackung (s. S. 54) 　　　　　　Flüssigmist und Jauche (s. S. 54): 　　　　　　Mindesteinwirkungszeit 4 Tage 　　　　　　Formalin 15 kg/m³

Übersicht 15 Desinfektion bei der Rindertuberkulose

Allgemeines	
Erreger: Togavirus, behüllt, empfänglich nur Schweine, labil unter pH3	
Geeignete Flächendesinfektionsmittel	
Natronlauge Formalin (35–37% Formaldehyd) Peressigsäure (15% Peressigsäure) Ameisensäure Handelsdesinfektionsmittel (Kombination von Aldehyden und oberflächenaktiven Wirkstoffen sehr gut geeignet (s. S. 52)	
Entwesung: erforderlich (Schadnager)	
Anzuwendende Desinfektionsverfahren	
Laufende Desinfektion:	erforderlich Peressigsäure 1% – 1 Std. Ameisensäure 4% – 2 Std. Handelsdesinfektionsmittel (s. S. 52)
Vorläufige Desinfektion:	erforderlich Natronlauge 2% – 2 Std. Formalin 2% – 2 Std. Flächendesinfektion: Peressigsäure 1% – 1 Std. Ameisensäure 4% – 2 Std. Handelsdesinfektionsmittel (s. S. 52) ständige Desinfektionseinrichtungen: Natronlauge 2%
Schlußdesinfektion:	Reinigung (s. S. 49) Flächen: Natronlauge 2% – 2 Std. Formalin 2% – 2 Std. Peressigsäure 1% – 1 Std. Handelsdesinfektionsmittel (s. S. 52)
	Festmist: Düngerpackung (s. S. 54)
	Flüssigmist und Jauche (s. S. 54) Mindesteinwirkungszeit 4 Tage Kalkmilch 40%ig, 40 kg/m^3 Formalin 10 l/m^3 Natronlauge 50%ig, 20 l/m^3 Langzeitlagerung: nach letzter Güllezufuhr in den Güllebehälter Sommerhalbjahr: 2 Monate Winterhalbjahr: 3 Monate

Übersicht 16 Desinfektion bei der Schweinepest

6 Anzeige- und Meldepflicht

6.1 Anzeigepflicht nach dem Tierseuchengesetz

Voraussetzung für die Bekämpfung der anzeigepflichtigen Tierseuchen ist, daß der Seuchenausbruch bzw. der Seuchenverdacht zur Kenntis der zuständige Behörde kommt. Das TierSG legt daher dem Tierbesitzer und anderen Personenkreisen für bestimmte Seuchen die Anzeigepflicht auf. Die Bestimmungen darüber finden sich in den §§ 9/10 TierSG und in der zu § 10 ergangenen VO über anzeigepflichtige Tierseuchen.

6.1.1 Die Bestimmungen des § 9 TierSG

Der Inhalt des § 9 läßt sich unter vier Fragestellungen zusammenfassen:

(1.) Was muß angezeigt werden?

- Seuchenausbruch („bricht eine anzeigepflichtige Seuche aus ..."").
- Seuchenverdacht („zeigen sich Erscheinungen, die den Ausbruch einer solchen Seuche befürchten lassen").

Seuchenverdacht ist demnach anzeigepflichtig, Ansteckungsverdacht jedoch nicht.

Zur Anzeige verpflichtet sind nicht nur Tierärzte oder andere Personen, die berufliche Kenntnisse und Erfahrungen über Tierkrankheiten besitzen, sondern letztlich jeder Tierbesitzer oder dessen Vertreter. Es stellt sich deswegen die Frage, was der Besitzer, insbesondere der Landwirt, an Krankheitssymptomen erkennen muß, um eine Seuchenanzeige ordnungsgemäß erstatten zu können. Nach gerichtlichen Entscheidungen muß bei der Beantwortung der Frage das durchschnittliche Wissen der Landwirte zugrunde gelegt werden. Es wird erwartet, daß der Anzeigepflichtige das, was andere Tierbesitzer in der gleichen Lage als seuchenkrank oder seuchenverdächtig erkennen, auch als seuchenkrank oder seuchenverdächtig erkennt und behandelt. Bei der Beurteilung der Frage, ob eine fahrlässige Unterlassung der Anzeige vorliegt, ist zwischen Krankheitserscheinungen mehr allgemeiner Art, die bei verschiedenen Krankheiten auftreten können, und solchen Symptomen, die als typische Vorboten einer bestimmten Krankheit zu gelten haben, zu unterscheiden. Erstere sind gerichtlich zur Begründung einer Anzeigepflicht nicht als ausreichend erachtet worden. Wenn ihnen jedoch bestimmte Umstände, wie ein Seuchenausbruch in der Umgebung, eine besondere Bedeutung beilegen, die ihnen in seuchenfreier Zeit und seuchenfreier Gegend nicht zukommt, so können auch schon allgemeine Krankheitserscheinungen die Anzeigeverpflichtung begründen.

Um eine Informationsmöglichkeit insbesondere für nichttierärztliche Personenkreise zu bieten, sind vom BML „allgemein verständliche Erläuterungen" zu den anzeigepflichtigen Seuchen erarbeitet worden und vom AID als Broschüre herausgeben worden.

(2.) Wer ist zur Anzeige verpflichtet?

a) der Besitzer
b) Personen mit (beschränktem) Verfügungsrecht über die Tiere
a) und b) haben gleichzeitig Fernhaltepflicht
c) Personen mit beruflichen Spezialkenntnissen – ohne Fernhaltepflicht

In § 9 Abs. 1 wird als anzeigepflichtige Person der Besitzer genannt, ihm wird gleichzeitig die Fernhaltepflicht übertragen, d.h. er muß seine kranken und verdächtigen Tiere fernhalten von Orten, an denen die Gefahr der Ansteckung fremder Tiere, d.h. Tiere anderer Besitzer besteht. Die Absonderung der kranken und verdächtigen von den unverdächtigen Tieren seines eigenen Tierbestandes schon vor ordnungsbehördlichem Einschreiten ist dem Tierbesitzer nicht auferlegt worden (vergl. dazu § 11 TierSG, s. S. 67).

Die gleiche Doppelverpflichtung besteht:

- für den Vertreter des Besitzers in der Leitung des Betriebes,
- für Personen, die anstelle des Besitzers die Aufsicht über Tiere ausüben,
- für Hirt, Schäfer, Schweizer, Senne, die Tiere in Obhut haben,
- für Transportbegleiter,
- für Besitzer von Gehöften, Stallungen, Koppeln oder Weideflächen für die in ihrem Gewahrsam befindlichen Tiere,
- für Fischereiberechtigte, Fischereiausübungsberechtigte,
- Betreiber von Anlagen zur Zucht, Haltung oder Hälterung von Süßwasserfischen.

Alle diese Personen haben anstelle des Besitzers (daher beschränktes) Verfügungsrecht über die Tiere und können somit neben der Anzeigepflicht auch die Fernhaltepflicht ausüben.

In § 9 Abs. 3 TierSG werden Personengruppen zur Anzeige verpflichtet, die aufgrund ihrer Ausbildung und Berufsausübung Spezialkenntnisse erworben haben, die für die Seuchenbekämpfung genutzt werden sollen. Sie besitzen kein Verfügungsrecht über die Tiere, stehen teilweise nur in einem Dienst- oder Werkvertrag zum Tierbesitzer und haben deswegen keine Fernhaltepflicht. Dazu gehören:

- Tierärzte, völlig unabhängig von der Art ihrer Tätigkeit;
- Leiter tierärztlicher und sonstiger öffentlicher oder privater Untersuchungsstellen, eingefügt mit 10. Änderung VG v. 7.8.1972, da Leiter der genannten Untersuchungsstellen, die nicht Tierärzte sind, vorher nicht zur Anzeige verpflichtet waren;

Personen, die sich beschäftigen
- mit der Ausübung der Tierheilkunde,
- der künstlichen Besamung,
- der Leistungsprüfung in der tierischen Erzeugung,
- gewerbsmäßig mit der Kastration,
- Fleischkontrolleure, Geflügelfleischkontrolleure,
- Fischereisachverständige, Fischereiberater, Fischereiaufseher,
- Personen, die das Schlachtergewerbe betreiben,
- Personen, die sich gewerbsmäßig mit der Bearbeitung, Verwertung oder Beseitigung geschlachteter, getöteter oder verendeter Tiere oder tierischer Bestandteile beschäftigen.

(3.) Wo muß angezeigt werden?
- bei der zuständigen Behörde oder
- beim beamteten Tierarzt.

Die zuständige Behörde wird von den Bundesländern bestimmt, meistens handelt es sich um die örtliche oder Kreisverwaltungsbehörde.

Der beamtete Tierarzt ist erst 1969 als Empfänger der Anzeige bestimmt worden, einerseits, weil dies ein bereits in der Praxis oft geübtes Verfahren war, andererseits, um dem beamteten Tierarzt ein schnelles Tätigwerden ohne verzögernde Verwaltungswege zu ermöglichen.

(4.) Wie muß angezeigt werden?

„unverzüglich".

Für unverzüglich ist kein Zeitraum angegeben worden, nach gerichtlicher Auslegung hat die Anzeige ohne schuldhafte Verzögerung zu erfolgen. Ferner ist für sie kein bestimmter Weg vorgeschrieben, die Anzeige kann schriftlich, telefonisch, telegrafisch u.a. erfolgen.

6.1.2 Die Bestimmungen des § 10 TierSG und der Verordnung über anzeigepflichtige Tierseuchen

Der § 10 TierSG ist ein Ermächtigungsparagraph, der das BML ermächtigt, mit Zustimmung des Bundesrates die anzeigepflichtigen Seuchen in einer Rechts-VO festzulegen. Bei Gefahr im Verzuge kann eine Seuche auch ohne Zustimmung des Bundesrates anzeigepflichtig werden (s. S. 9).

Unter den übertragbaren Tierseuchen müssen mit möglichst strengem Maßstab diejenigen Seuchen herausgesucht werden, für deren Bekämpfung die Anzeigepflicht sinnvoll ist. Anzeigepflichtige Seuchen sind gleichzeitig staatlich bekämpfungspflichtige Seuchen. Mit der Bekämpfungspflicht ist stets ein mehr oder weniger umfangreiches Eingreifen in die Verfügungsgewalt des Tierbesitzers über seine Tiere verbunden, deswegen muß vermieden werden, Tierseuchen anzeige- und bekämpfungspflichtig zu machen, wenn dies vermeidbar ist oder die aufbietbaren Bekämpfungsmaßnahmen keinen Erfolg versprechen, in beiden Fällen können falsche Entscheidungen die Bereitschaft des Tierbesitzers zur Mitarbeit in der Tierseuchenbekämpfung erheblich beeinträchtigen.

Gründe, die für die Verhängung der Anzeigepflicht über eine Tierseuche sprechen, sind:

- die **volkswirtschaftliche Bedeutung** einer Seuche, die sich aus hoher Letalität (z. B. Schweinepest) oder hoher Leistungsminderung (z. B. MKS) herleitet,
- die **Gemeingefährlichkeit** einer Seuche, d.h. hohe Kontagiosität und Unvermögen des Tierbesitzers, sich gegen das Übergreifen der Seuche auf seinen Tierbestand zu schützen (z. B. MKS; Schweinepest),
- **Gefährdung der menschlichen Gesundheit** (Zoonosen, z. B. Milzband, Tollwut, Psittakose), dieser Punkt kann die Einführung der Anzeigepflicht auch dann rechtfertigen, wenn die zuvorgenannten nicht zutreffen,

Anzeigepflichtige Tierseuchen
§ 1: Folgende Tierseuchen sind anzeigepflichtig: 1. Afrikanische Pferdepest 2. Afrikanische Schweinepest 3. Ansteckende Blutarmut der Einhufer 4. Ansteckende Schweinelähmung (Teschener Krankheit) 5. Aujeszkysche Krankheit 6. Beschälseuche der Pferde 7. Blauzungenkrankheit 8. Bösartige Faulbrut der Bienen 8a. Bovine Herpes Typ 1 Infektion (alle Formen) 9. Brucellose der Rinder, Schweine, Schafe u. Ziegen 10. Enzootische Leukose der Rinder 11. Geflügelpest 12. aufgehoben 13. Infektiöse Hämatopoetische Nekrose der Salmoniden 14. aufgehoben 15. Lumpy skin-Krankheit (Dermatitis nodosa) 16. Lungenseuche der Rinder 17. Maul- und Klauenseuche 18. aufgehoben 19. Milzbrand 20. Newcastle-Krankheit 21. Pest der kleinen Wiederkäuer 21a. Perdeenzephalomyelitis (alle Formen) 22. Pockenseuche der Schafe u. Ziegen 23. Psittakose 24. Rauschbrand 25. Rifttal-Fieber 26. Rinderpest 27. Rotz 28. Salmonellose der Rinder 29. Schweinepest 30. aufgehoben 31. Spongiforme Rinderenzephalopathie 32. Stomatitis vesicularis 33. Tollwut 34. Traberkrankheit der Schafe u. Ziegen 35. Trichomonadenseuche der Rinder 36. Tuberkulose der Rinder 37. Vibrionenseuche der Rinder 38. Vesikuläre Schweinekrankheit 39. Virale Hämorrhagische Septikämie der Salmoniden

Übersicht 17 Verordnung über anzeigepflichtige Tierseuchen (Stand: 1999)

- **Anpassung an internationale Anforderungen**, um weltweit möglichst dieselben Seuchen anzeigepflichtig zu machen, auch wenn diese Seuchen in Deutschland nicht vorkommen und vermutlich auch in Zukunft keine Bedeutung erlangen werden (z. B. Pest der kleinen Wiederkäuer, Rifttal-Fieber, Lumpy-skin-Krankheit). Die internationale Angleichung der Bestimmungen über die Anzeigepflicht wird insbesondere vom OIE (Office International des Épizooties, Internationales Tierseuchenamt) und von der EG verlangt.

Sprechen einer oder mehrere Gründe für die Einführung der Anzeigepflicht, sollten andererseits bestimmte **Voraussetzungen** erfüllt sein, damit die Seuchenbekämpfung erfolgreich sein kann:

- genaue **Kenntnisse über die Epidemiologie** einer Seuche, die wesentlich durch folgende Faktoren bestimmt wird: Verbreitung des Erregers in der Tierpopulation auch in Form von latenten Infektionen, Übertragungswege, Tenazität und Vorkommen des Erregers in der Umwelt, Boden, Futtermittel, Existenz von Erregerreservoiren in Naturherden u. a.,
- sichere **Erkennbarkeit** der Seuche, dabei entscheidet nicht die Methode, sondern die Sicherheit,
- die Seuche muß mit den nach dem TierSG möglichen Maßnahmen **bekämpfbar** sein (z. B. Zwangstötung, Impfung, Sperrmaßnahmen, Desinfektion),
- es muß ein angemessenes Verhältnis zwischen der wirtschaftlichen Bedeutung einer Seuche und den staatlichen Bekämpfungskosten bestehen.

Die ersten drei Voraussetzungen ergänzen sich gegenseitig und gehen ineinander über, denn Erkennbarkeit einer Seuche, die Beurteilung ihrer Epidemiologie und der Bekämpfungsmöglichkeiten sind nur dann einwandfrei möglich, wenn die Ätiologie der Seuche und die Eigenschaften des Erregers genau bekannt sind.

Die Anzahl der anzeigepflichtigen Seuchen unterliegt in Anpassung an veränderte Seuchensituationen häufigen Änderungen. Zur Zeit (1999) sind in Deutschland 37 Seuchen anzeigepflichtig (s. Übersicht 17).

6.2 Anzeigepflicht bei Wildseuchen

Eine Anzeigepflicht von Seuchen, die bei wildlebenden Tieren auftreten, leitet sich her aus dem:

- **TierSG**, die Anzeigepflicht besteht nach § 9 für „betroffene Tiere", ohne daß dieser Begriff eingeschränkt wird. Danach erstreckt sich die Anzeigepflicht auch auf „andere Tiere" im Sinne des § 1 Abs. 1 TierSG, so z. B. für Tierärzte, wenn sie etwa durch Laboruntersuchungen beim Fuchs Tollwut oder beim Wildschwein KSP feststellen.
- § 24 **Bundesjagdgesetz**: Tritt eine Wildseuche auf, so hat der Jagdausübungsberechtigte dies unverzüglich der zuständigen Behörde zu melden; sie erläßt im Einvernehmen mit dem bTA die zur Bekämpfung der Seuche erforderlichen Anweisungen. Eine Definition des Begriffes Wildseuche ist nicht gegeben, es sind Seuchen gemeint, die Wildarten in ihrem örtlichen Bestand gefährden, die also unter dem Wild eine größere Ausdehnung erfahren können, wie z. B. Myxomatose unter den Wildkaninchen, Gamsräude, Pseudotuberkulose unter den Feldhasen, KSP, Tollwut.

6.3 Meldepflicht bei Tollwut nach dem Bundesseuchengesetz

Nach § 3 Abs. 5 des Bundesseuchengesetzes ist die Verletzung eines Menschen durch ein tollwutkrankes oder -verdächtiges Tier sowie die Berührung eines solchen Tieres oder Tierkörpers dem Gesundheitsamt zu melden. Zur Meldung ist neben dem Arzt auch der Tierarzt verpflichtet.

6.4 Meldepflicht nach dem Tierseuchengesetz

Im TierSG wird zwischen anzeige- und meldepflichtigen Seuchen unterschieden. Erstere werden aufgrund ihrer wirtschaftlichen und gesundheitlichen Bedeutung mit staatlichen Mitteln bekämpft, letztere nicht. Mit der Meldepflicht soll lediglich ein ständiger Überblick über die Verbreitung und Häufigkeit bestimmter Seuchen gewonnen werden, um eine Beurteilungsgrundlage zu erhalten, ob eine staatliche Bekämpfung eventuell erforderlich ist. Die Rechtsgrundlage für die Gestaltung der Meldepflicht enthält der §78a Abs. 1 TierSG. Danach wird das BML ermächtigt, durch Rechts-VO mit Zustimmung des Bundesrates

- die meldepflichtigen übertragbaren Krankheiten,
- die meldepflichtigen Personen zu bestimmen und
- das Meldeverfahren zu regeln.

Aufgrund dieser Ermächtigung ist die VO über meldepflichtige Tierkrankheiten erlassen worden, darin werden bestimmt:

- die **meldepflichtigen Personen**: Leiter der Veterinäruntersuchungsämter, Tiergesundheitsämter oder sonstiger öffentlicher oder privater Untersuchungsstellen, Tierärzte in Ausübung ihres Berufes;

Meldepflichtige Tierkrankheiten	
1	Ansteckende Gehirnrückenmarksentzündung der Einhufer – Bornasche Krankheit
2	Ansteckende Metritis des Pferdes (CEM)
3	Bösartiges Katarrhalfieber des Rindes – BKF
4	Bovine Virusdiarrhoe oder Mucosal Disease-BVD/MD
5	Chlamydienabort des Schafes
6	Ecthyma contagiosum (Parapoxinfektion)
7	Equine Virus-Arteritis-Infektion
8	Euterpocken des Rindes (Parapoxinfektion)
9	Frühlingsvirämie der Karpfen (SVC)
10	Gumboro-Krankheit
11	Infektiöse Laryngotracheitis des Geflügels (ILT)
12	Infektiöse Pankreasnekrose der Forellen u. forellenartigen Fische (IPN)
13	Leptospirose
14	Listeriose
15	Maedi
16	Mareksche Krankheit (akute Form)
17	Ornithose (außer Psittakose)
18	Paratuberkulose des Rindes
19	Q-Fieber
20	Rhinitis atrophicans
21	Säugerpocken (Orthopoxinfektion)
22	Stomatitis papulosa des Rindes (Parapoxinfektion)
23	Toxoplasmose
24	Transmissible Virale Gastroenteritis des Schweines (TGE)
25	Tuberkulose des Geflügels
26	Tularämie
27	Visna
28	Vogelpocken (Avipoxinfektion)

Übersicht 18 Meldepflichtige Tierkrankheiten (Stand 1999)

- der **Meldeumfang**: Art der Krankheit, betroffene Tierart, Anzahl der Bestände. Name und Anschrift des Halters dürfen nicht genannt werden (dies ist bei der genannten Zielsetzung auch nicht erforderlich), es sei denn, daß diese im Einzelfall von der zuständigen Behörde ausdrücklich angefordert werden mit dem Ziel, zu überprüfen, ob eine Bescheinigung über Seuchenfreiheit insbesondere für Exportzwecke ausgestellt werden kann (insofern stützt sich die VO auch auf § 10 TierSG);
- der **Empfänger der Meldung**: die nach Landesrecht zuständige Behörde, meistens Veterinäramt oder bTA;
- die **meldepflichtigen Tierkrankheiten**, s. Übersicht 18.

6.5 Tierseuchenberichtswesen

Aus der Anzeigepflicht ergibt sich, um das Auftreten von Seuchen im In- und Ausland zu erfassen und namentlich im Tierhandelsverkehr Vorsichtsmaßnahmen beschließen zu können, die Notwendigkeit eines Berichtswesens.

Innerstaatliche Meldeverpflichtungen

Die Ausbrüche von anzeigepflichtigen Tierseuchen werden von den bTA der Landkreise/kreisfreien Städte halbmonatlich dem BML mitgeteilt, der aus diesen Meldungen die ebenfalls halbmonatlich erscheinenden Tierseuchenberichte erstellt, die etwa zwei Wochen nach dem Berichtstag an die Landesbehörden, an alle Veterinärämter und verschiedene in- und ausländische Behörden und Institutionen versandt werden.

Die meldepflichtigen Tierkrankheiten werden von den nach Landesrecht zuständigen Stellen (Veterinäramt, bTA) nach dem Stand vom 1. Januar und 1. Juli zusammengefaßt und dem BML mitgeteilt.

Internationale Meldeverpflichtungen

Die Bundesrepublik ist ferner international zur Meldung von Seuchenausbrüchen verpflichtet, dies betrifft besonders die EG-Kommission, die EG-Mitgliedstaaten sowie das Internationale Tierseuchenamt.

EG-Verpflichtungen:
Unverzügliche Mitteilung von Erstausbrüchen von KSP, wöchentliche Meldung von Folgeausbrüchen verbunden mit epidemiologischen Angaben (RL 80/217/EWG, Schweinepestbekämpfung).

Unverzügliche Mitteilung der im Anhang I der RL 82/894/EWG genannten Seuchen: MKS, Rinderpest, Lungenseuche der Rinder, Vesikuläre Schweinekrankheit, KSP, Afrikanische Schweinepest, Teschener Krankheit, Geflügelpest, Stomatitis vesicularis, Pest der kleinen Wiederkäuer, Rifttal-Fieber, Lumpy-skin, Schaf- und Ziegenpocken, Infektiöse Hämatopoetische Nekrose der Salmoniden, Spongiforme Enzephalopathie.

Meldeverpflichtungen an das Internationale Tierseuchenamt: Aufgabe des Internationalen Tierseuchenamtes (OIE, Office International des Épizooties, Sitz in Paris, gegründet 1929) ist es, Informationen über die Tierseuchenlage in aller

Welt zu sammeln, sie zu sichten und den Vertragsstaaten zur Verfügung zu stellen. Die Regierungen der Mitgliedstaaten sind verpflichtet, Erstausbrüche von Tierseuchen aus der Liste A des OIE unverzüglich mitzuteilen, die Liste A enthält in etwa die gleichen Seuchen wie die RL 82/894/EWG (s.o.). Eine weitere Liste B enthält 84 infektiöse oder parasitäre Krankheiten, die weniger kontagiös sind, ihr Auftreten muß dem OIE jährlich gemeldet werden.

7 Ermittlung von Seuchenausbrüchen

Aus der Anzeige eines Seuchenausbruchs oder -verdachts ergibt sich für die zuständige Behörde und für den bTA die Notwendigkeit diagnostischer Untersuchungen mit dem Ziel der amtlichen Seuchenfeststellung. Die Grundlagen des Verfahrens sind in den §§ 11–15 TierSG geregelt.

Aufgabe der zuständigen Behörde (§ 11 Abs. 1 TierSG): Nach erfolgter Anzeige hat die zuständige Behörde den bTA zuzuziehen, ist die Anzeige beim bTA eingegangen, hat dieser die zuständige Behörde zu benachrichtigen.

Die zuständige Behörde hat die Absonderung der kranken und verdächtigen Haustiere von anderen Tieren anzuordnen (vergl. § 9 Abs. 1 TierSG, der nur das „Fernhalten" der eigenen von fremden Tieren verlangt).

Aufgabe des beamteten Tierarztes (§ 11 Abs. 1 TierSG): der bTA hat Art, Stand und Ursache der Krankheit (nicht Seuche!) zu ermitteln und aufgrund seiner Befunde zu entscheiden, ob eine Seuche oder ein Seuchenverdacht vorliegt. Im bejahenden Fall hat er anzugeben, welche besonderen Maßnahmen zur Bekämpfung der Seuche erforderlich erscheinen. Der diagnostische Auftrag ist über die spezifische Seuchenfeststellung hinaus weiter so zu verstehen, daß auch epidemiologische Erhebungen anzustellen sind, insbesondere die Art der Seucheneinschleppung (z. B. Ermittlung zugekaufter Tiere und ihrer Herkunft), um damit die Seuche an ihrem Ursprungsort zu erkennen (Ermittlung der Ursache der Seuche).

Vorläufige Anordnung durch den beamteten Tierarzt (§ 11 Abs. 2 TierSG): Der bTA ist befugt, in **eiligen Fällen vorläufige** Anordnungen zu treffen. Dies ist eine Ausnahme von dem sonst bestehenden Grundsatz der ausschließlichen Zuständigkeit der Behörden für die Anordnung von Bekämpfungsmaßnahmen. Dies liegt im Interesse einer schnellen Seuchenbekämpfung, besonders dann, wenn eine Behörde nicht sofort tätig werden kann (z. B. außerhalb der Dienstzeit). Die Möglichkeit zur vorläufigen Anordnung ist auch dann von besonderer Bedeutung, wenn dem bTA/Veterinäramt keine ordnungsbehördlichen Befugnisse übertragen worden sind. Die Feststellung, unter welchen Voraussetzungen ein eiliger Fall vorliegt, liegt im pflichtgemäßen Ermessen des bTA. Ein eiliger Fall ist allgemein dann gegeben, wenn eine besonders kontagiöse oder gefährliche (z. B. Zoonose) Seuche vorliegt.

Durch den bTA können „dringliche Maßnahmen zur Verhütung der Weiterverbreitung der Seuche, insbesondere die vorläufige Einsperrung und Absonderung der kranken und verdächtigen Haustiere" angeordnet werden; dies umfaßt alle für die Bekämpfung der jeweiligen Seuche in den Rechtsvorschriften vorgesehenen Maßnahmen, also z. B. auch die Tötung von Tieren.

Die Anordnungen des bTA sind in ihrer Geltungsdauer begrenzt („vorläufig"), sie verlieren ihre Gültigkeit, sobald die zuständige Behörde tätig geworden ist.

Formelle Voraussetzung für die Gültigkeit der vorläufigen Anordnungen des bTA ist, daß sie schriftlich erfolgen, entweder durch Verfügung oder Protokoll. Die Verfügung ist eine schriftliche Anordnung, die dem Tierbesitzer ausgehändigt wird (s. S. 13). Die Eröffnung durch Protokoll ist erfüllt, wenn der bTA die zu befolgenden Maßnahmen im Protokoll festhält, diese dem Beteiligten, sei es auch nur mündlich, mitteilt und wenn schließlich aus dem Protokoll hervorgeht, daß das geschehen ist. Eine Vorlesung oder Genehmigung des Protokolls durch den Tierbesitzer ist nicht notwendig.

Umfang der diagnostischen Maßnahmen (§ 12 TierSG): Im Rahmen der Seuchenfeststellung können grundsätzlich alle geeigneten Maßnahmen angeordnet werden, insbesondere der Erreger- oder Antikörpernachweis einschließlich allergischer Proben, auch pathologisch-anatomische oder -histologische u.a. Untersuchungen. Soweit sie in Laboratorien durchgeführt werden müssen, sind die Veterinäruntersuchungsämter zuständig (Ausnahme (ASP, MKS).

Ebenso kann die Tötung von Tieren zu diagnostischen Zwecken angeordnet werden. Während über ihre Notwendigkeit der bTA gutachterlich entscheidet, ist die Anordnung von der zuständigen Behörde zu treffen.

Bekämpfungsverpflichtung der zuständigen Behörde (§ 13 TierSG): Wenn der bTA gutachterlich erklärt, daß ein Seuchenausbruch oder -verdacht vorliegt, hat die zuständige Behörde die erforderlichen Schutzmaßnahmen nach den bestehenden Vorschriften zu treffen und wirksam durchzuführen.

Einspruchsrecht des Tierbesitzers (§ 15 TierSG): Ist der Tierbesitzer mit den diagnostischen Feststellungen des bTA nicht einverstanden, kann er ein Gutachten eines anderen Tierarztes (z. B. eines prakt. Tierarztes seines Vertrauens) einholen. Die Anordnung und die Ausführung der Schutzmaßnahmen werden dadurch nicht aufgehalten. Im Falle erheblicher Meinungsverschiedenheiten hat die zuständige Behörde ein tierärztliches Obergutachten einzuholen, für dessen Erstattung das Landesrecht meistens den Veterinärdezernenten vorsieht. Ein Obergutachten ist die wissenschaftliche Beurteilung eines oder mehrerer über einen Tatbestand (Streitfrage) abgegebenen Gutachten durch einen weiteren Sachverständigen. Kann sich der Tierbesitzer mit seiner Ansicht nicht durchsetzen, so verbleibt ihm die Möglichkeit, gegen angeordnete und durchgeführte Maßnahmen (ergangener Verwaltungsakt) auf dem Verwaltungsgerichtsweg vorzugehen (s. S. 13).

8 Maßnahmen zur Bekämpfung der besonderen Seuchengefahr

Die Maßnahmen zur Bekämpfung der allgemeinen Seuchengefahr (s. S. 26) sind ihrer Zielrichtung nach überwiegend prophylaktischer Natur, sie sollen das Auftreten von Seuchen verhindern, während die Maßnahmen zur Bekämpfung der besonderen Seuchengefahr im Zusammenhang mit einem erfolgten Seuchenausbruch stehen. Die vorgesehenen Bekämpfungsvorschriften gelten deswegen nur, solange diese „besondere Seuchengefahr" besteht.

Die §§ 19–30 TierSG enthalten die einzelnen Maßnahmen, die zur Bekämpfung der besonderen Seuchengefahr herangezogen werden können, sie bilden somit die inhaltliche Grundlage dessen, was durch VO des BML (oder der Landesbehörden) im Rahmen der Ermächtigung des § 79 TierSG (s. S. 9) angeordnet werden kann. Das BML hat auf dieser Grundlage für die anzeigepflichtigen Seuchen Schutz-VO erlassen (s. Übersicht 25). Welche der in den §§ 19–30 TierSG enthaltenen Bekämpfungsmaßregeln in diesen VO für die Bekämpfung der jeweiligen Seuche in Anspruch genommen werden, darüber entscheidet die sich aus dem Seuchencharakter ergebene Zweckmäßigkeit; grundsätzlich können alle in den §§ 19–30 TierSG enthaltenen Bekämpfungsmaßnahmen bei jeder Seuche angewandt werden.

Die Bekämpfungsmaßregeln sollen nach § 18 TierSG „unter Berücksichtigung der beteiligten Wirtschafts- und Verkehrsinteressen" angeordnet werden. Diese Auflage sollte im Interesse einer erfolgreichen Seuchenbekämpfung dringend beachtet werden, da die Einsicht in die Zweckmäßig- und Notwendigkeit sowie die wirtschaftliche Verträglichkeit der Maßnahmen wesentliche Voraussetzungen für ihre Akzeptanz durch den Tierbesitzer oder andere beteiligte Berufskreise sind.

Von den in den §§ 19–30 TierSG enthaltenen Maßregeln sind folgende von besonderer praktischer Bedeutung:

8.1 Rechtliche Grundlagen im TierSG (§§ 19–30)

Absonderung, Bewachung oder behördliche Beobachtung seuchenkranker, verdächtiger und seuchenempfänglicher Tiere (§ 19 Abs. 1 TierSG)

Mit der Absonderung, die meistens eine getrennte und isolierte Aufstallung ist, soll verhindert werden, daß einerseits von seuchenkranken oder verdächtigen Tieren Erregerübertragungen ausgehen oder andererseits seuchenempfängliche Tiere mit infizierten zusammenkommen.

Die behördliche Beobachtung wird besonders bei ansteckungsverdächtigen Tieren angeordnet, die sich möglicherweise infiziert haben und sich in der Inkubationszeit befinden. Beispiel: Tollwut, ansteckungsverdächtige Rinder sind der behördlichen Beobachtung zu unterstellen, Dauer 6 Monate, das entspricht der längstmöglichen Inkubationszeit.

Beschränkung des Personenverkehrs (§ 19 Abs. 2 TierSG)

Beschränkung ist eine Maßnahme, die nicht auf ein völliges Verbot hinausläuft. Eine Beschränkung des Personenverkehrs kann für Räumlichkeiten (Gehöft, Standort, Weidefläche, Marktplatz, Einrichtungen zur Zucht oder Haltung von Fischen u.a.) angeordnet werden, in denen sich seuchenkranke, verdächtige oder seuchenempfängliche Tiere befinden. Der Personenverkehr in verseuchten Beständen wird meistens auf den Besitzer, das Pflegepersonal und auf Tierärzte beschränkt. Mit dieser Maßnahme soll eine Erregerverschleppung durch Personen verhindert werden, die sich regelmäßig in Ställen aufhalten (z. B. Händler, Schlachter, Tierheilkundige, u.a.).

Beschränkung der Benutzung, Verwertung oder des Transports von Tieren, Tierkörpern und Erzeugnissen und von mit Erreger behafteten Gegenständen (§ 20 TierSG).

Auch mit diesen Maßnahmen soll eine Verschleppung des Erregers möglichst vermieden werden. Beispiele:

- Beschränkung der Benutzung: Rinder mit Deckinfektionen dürfen nicht zur Zucht benutzt werden;
- Beschränkungen des Transportes: In einem Schweinepestsperrbezirk dürfen Schweine im Durchgangsverkehr nur auf Autobahnen, anderen Straßen des Fernverkehrs oder auf Schienenverbindungen transportiert werden;
- Beschränkung der Verwertung: Aus einem Schweinepestsperrbezirk dürfen Schweine unter bestimmten Voraussetzungen nur zur Schlachtung verbracht werden.

Maßnahmen zur Verhütung der Ausbreitung von Seuchen durch Benutzung von Gemeinschaftseinrichtungen und durch Umherlaufen von Tieren (§ 21 TierSG).

Danach können verboten werden:

- der gemeinschaftliche Weidegang von Tieren aus Beständen verschiedener Besitzer;
- die Benutzung bestimmter Weideflächen, z. B. dürfen Weiden nicht mit Klauentieren beschickt werden, wenn dort vorher brucellosekranke oder seuchenverdächtige Schweine gehalten wurden;
- die gemeinschaftliche Benutzung von Brunnen/Tränken;
- der Verkehr mit seuchenkranken oder verdächtigen Tieren auf öffentlichen oder gemeinschaftlichen Straßen.

Ferner kann das freie Umherlaufen von Haustieren verboten werden; dies betrifft besonders Hunde und Katzen, aber auch Geflügel, die bei kontagiösen Seuchen passiv den Infektionserreger übertragen können.

Sperre des Stalles oder sonstigen Standorts seuchenkranker oder verdächtiger Tiere, des Gehöftes, des Ortes, der Weidefläche, der Feldmark oder eines bestimmten Gebietes (§ 22 TierSG).

Sperre des Tierverkehrs bedeutet Verbot des Verbringens von Tieren aus den als auch in die genannten Räumlichkeiten, Ortschaften oder Gebiete. Neben der

Unterbindung des Tierverkehrs betrifft dies auch tierische Erzeugnisse, feste und flüssige Abgänge der Tiere, Einstreu, Futterreste u.ä. sowie Gegenstände, die Träger von Ansteckungsstoffen sein können. Mit diesen Maßnahmen soll eine Ausbreitung der Seuche nach Möglichkeit verhindert werden.

Der Umfang der Sperrmaßnahmen ist bei den einzelnen Seuchen sehr unterschiedlich und richtet sich nach deren Kontagiosität, insofern werden bei der praktischen Seuchenbekämpfung die Sperrmaßnahmen sehr variabel gestaltet (s. Übersicht 19):

- **Sperre des verseuchten Betriebes** oder sonstigen Standortes: diese Maßnahme wird bei allen Seuchen angeordnet, sie ist die alleinige Sperrmaßnahmen bei Seuchen, die nur eine geringe Kontagiosität und bei denen Zwischenträger nur eine geringe Bedeutung besitzen;
- **Sperre eines Gebietes**: Bei Seuchen mit höherer Kontagiosität, bei denen unterstellt werden muß, daß der Erreger bereits aus dem verseuchten Bestand verschleppt worden ist, müssen die Sperrmaßnahmen weiter ausgedehnt werden, dies geschieht durch die Anordnung von **Sperrbezirken** und bei besonders kontagiösen Seuchen von **Beobachtungsgebieten** und (bei KSP) einer **Schutzzone** (s. Übersicht 19). In ihnen wird in unterschiedlichem Umfang der Verkehr mit Tieren und möglicherweise kontaminierten Erzeugnissen oder Gegenständen beschränkt oder verboten.
- **Verdachtssperrbezirk**: Kann durch die zuständige Behörde beim Verdacht des Ausbruchs kontagiöser Seuchen (MKS, KSP) angeordnet werden, es gelten dann die gleichen Vorschriften wie für den eigentlichen Sperrbezirk.

Verhängung einer/eines	Sperr-/Beobachtungsmaßnahmen nach den Schutzverordnungen
Betriebs-Standortsperre	wird bei allen anzeigepflichtigen Seuchen eingerichtet (Ausnahme: BHV 1-Infektion)
Sperrbezirk oder bei Wildseuchen gefährdeter Bezirk	Afrikanische Schweinepest AK (als Kann-Vorschrift) Bösartige Faulbrut MKS Geflügelpest Newcastle Krankheit KSP Tollwut
Verdachtssperrbezirk	Afrikanische Schweinepest MKS KSP
Beobachtungsgebiet	Afrikanische Schweinepest MKS Geflügelpest Newcastle Krankheit KSP
Schutzzone	KSP

Übersicht 19 Anzeigepflichtige Tierseuchen, bei denen nach den Schutzverordnungen Sperrmaßnahmen vorgesehen sind

Durchführung oder Verbot von Impfungen oder Maßnahmen diagnostischer Art, Heilbehandlung von Tieren, Verbot oder Beschränkung zur Vornahme von Heilversuchen (§ 23 TierSG).

Während die bisher angeführten Maßnahmen, insbesondere die Sperrmaßnahmen im weitesten Sinne, den Seuchenausbruch begleitende Maßregeln sind mit der Zielsetzung, die Ausbreitung des Seuchenerregers nach Möglichkeit zu verhindern, werden mit der Impfung folgende Ziele angestrebt:

- **Vermeidung des klinischen Krankheitsbildes** bei immunen Tieren, so daß Erkrankungen und die unmittelbaren wirtschaftlichen Schäden vermieden werden und (oder)
- **Verdrängung des Erregers aus der Tierpopulation**, so daß es letztlich zu einer Tilgung der Seuche kommt.

Wird nur das erste Ziel angestrebt, so ist der Einsatz der Impfung unproblematisch, da dabei in Kauf genommen werden kann, daß eventuelle Keimträger und -ausscheider in einer Tierhaltung vorhanden sind. Unter dieser ausschließlichen Indikation werden Impfungen in Deutschland im Rahmen der staatlichen Tierseuchenbekämpfung nur selten durchgeführt.

Soll mit der Impfung das zweite Ziel angestrebt werden, nämlich die Eliminierung des Erregers und damit letztlich die Seuchentilgung, muß grundsätzlich mit folgenden Schwierigkeiten gerechnet werden:

- Die mit der Impfung eintretende Immunität kann relativ sein, indem wohl das klinische Bild einer Infektionskrankheit verhindert wird, nicht aber die Ansiedlung und die Ausscheidung des Infektionserregers. Bei solchen Tieren kann die Infektion klinisch latent verlaufen oder zu abortiven Symptomen führen, die die Diagnose verhindern, erschweren oder zeitlich verzögern.
- Es kommt ferner hinzu, daß die Impflinge zu positiven Reagenten werden können und damit eine Unterscheidung zwischen Impf- und Infektionstitern nicht möglich ist (z. B. MKS, KSP, Tuberkulose), es sei denn, daß Marker-Impfstoffe benutzt werden.

Diese und weitere Gründe haben dazu geführt, daß die Impfung als eine Maßnahme der Seuchentilgung zugunsten der Tötung infizierter Tiere oder Bestände zurückgedrängt wurde (insbesondere bei der Bekämpfung der MKS/KSP unter dem Einfluß der EG, s. S. 102 und 107).

Die heute bestehenden tierseuchenrechtlichen Regelungen von Impfungen (s. Übersicht 20) lassen folgende Variationen erkennen: Tierseuchen, bei denen

- ein **zwingendes Impfgebot** besteht, z. B. Newcastle Krankheit; Salmonelleninfektion der Hühner (Aufzuchtbetrieb für Legehennen),
- die **Impfung im Grundsatz verboten ist**, sie aber über Genehmigungen oder Anordnungen vielfach eingesetzt wird, um die Verbreitung des Erregers in der Tierpopulation zu reduzieren und letztendlich (über die Tötung verbliebener Reagenten) zu einer Seuchentilgung zu kommen (AK, ähnlich auch bei BHV1-Infektion),
- die **Verwendung bestimmter Impfstoffe** geboten ist, z. B. inaktivierte Impfstoffe bei der Haustiertollwut,

- die Impfung verboten ist, aber in besonders bedrohlichen Situationen angeordnet werden kann, allerdings unter erheblichen Auflagen und mit Zustimmung der EG, was (nach den bisherigen Erfahrungen bei der KSP) fast einem Impfverbot gleichkommt (MKS; KSP),
- die **Impfung**, abgesehen von praktisch unbedeutsamen Ausnahmen (wie etwa für wissenschaftliche Versuche), **verboten ist**, z. B. Brucellose, Rindertuberkulose),
- die **Impfung staatlicherseits erwünscht** ist und begünstigt wird, Haustiertollwut.

Seuche	Impfregelungen
Afrikanische Schweinepest	verboten
Ansteckende Blutarmut Einhufer	verboten bei seuchenkranken und verdächtigen Einhufern durch nicht tierärztlich ausgebildete Personen
Aujeszkysche Krankheit	verboten; im Rahmen der Seuchenbekämpfung können Impfungen mit inaktivierten oder attenuierten Viren genehmigt oder angeordnet werden. Es dürfen nur Impfviren benutzt werden, die eine Deletion des Glykoprotein I-Gens aufweisen. Mit der Impfung soll das Feldvirus in der Schweinepopulation zurückgedrängt werden als eine Vorbereitungsmaßnahme der Seuchentilgung (s. S. 85)
BHV 1-Infektion	es dürfen nur Impfstoffe verwendet werden, die eine Deletion des Glykoprotein E-Gens aufweisen, Ausnahme: Bestände, in denen Rinder ausschließlich zur Mast gehalten und nur zur Schlachtung abgegeben werden. Mit der Impfung soll das Feldvirus in der Rinderpopulation zurückgedrängt werden als eine Vorbereitungsmaßnahme zur Seuchentilgung (s. S. 91)
Brucellose	verboten; Ausnahme für wiss. Versuche
Enzootische Leukose der Rinder	verboten; Ausnahme für wiss. Versuche
Geflügelpest	verboten; Ausnahme für wiss. Versuche und nach Anordnung
MKS	verboten; Ausnahme für wiss. Versuche und Impfstoffprüfungen Gebietsimpfungen nach Anordnung durch die oberste Landesbehörde im Benehmen mit dem BML bei besonders hoher Seuchengefahr (s. S. 102)
Milzbrand	verboten; Ausnahme für wiss. Versuche, Exporttiere oder Bestände mit besonderer Ansteckungsgefahr oder nach Anordnung
Schweinepest (KSP)	verboten; Ausnahmen für wiss. Versuche und Impfstoffprüfungen Gebietsimpfung nach Anordnung durch die oberste Landesbehörde im Benehmen mit dem BML bei besonders hoher Seuchengefahr (s. S. 111)
Tollwut	es darf nur mit inaktivierten Erregern geimpft werden (Ausnahme: Füchse), kranke und verdächtige Tiere dürfen nicht geimpft werden (Ausnahme: ansteckungsverdächtige Tiere, die einen wirksamen Impfschutz besitzen)
Rindertuberkulose	verboten; Ausnahme für wiss. Versuche

Übersicht 20 Anzeigepflichtige Seuchen, bei denen tierseuchenrechtliche Bestimmungen über Impfungen bestehen

Impfungen bei wildlebenden Tieren: Nach § 23 TierSG können Impfungen auch bei wildlebenden Tieren angeordnet werden, wenn es sich um eine Seuche handelt, die auf Haustiere übertragbar ist (vergl. § 1 Abs. 1 TierSG). So kann und wird nach der Tollwut-VO (§ 12) durch die zuständige Behörde für bestimmte Gebiete die orale Impfung von Füchsen angeordnet. Ebenso hat sich die Wildschwein-Köderimpfung als eine erfolgversprechende Methode erwiesen, um die KSP in Schwarzwildbeständen effizient zu bekämpfen und damit die Übertragungsgefahr für Hausschweine zu mindern (s. S. 111).

Diagnostische Untersuchungen, Heilbehandlungen: Außer der rechtlichen Regelung von Impfungen können nach § 23 TierSG auch Vorschriften über Maßnahmen diagnostischer Art, Heilbehandlungen und Heilversuche an Tieren erlassen werden. Beispiele:

- **Maßnahmen diagnostischer Art**: Nach der Feststellung eines Seuchenausbruchs oder -verdachts muß oder kann die Untersuchung des gesamten Bestandes vorgeschrieben werden, z. B. Rindersalmonellose, Brucellose;
- **Anordnung von Heilversuchen**: hiervon wird bei der staatlichen Tierseuchenbekämpfung relativ selten Gebrauch gemacht. Ausnahmen sind z. B. Behandlung von Papageien und Sittichen nach Feststellung der Psittakose, es besteht ein Behandlungsgebot für Bienenvölker, die mit Acarapis- oder Varroamilben befallen sind, ferner kann die Behandlung von Rindern mit Deckinfektionen angeordnet werden;
- **Verbot von Heilversuchen**: trifft für zahlreiche Seuchen zu, da Heilversuche die Bekämpfung einer Seuche, insbesondere, wenn sie die Tilgung zum Ziel hat, erheblich stören können oder unwirksam sind (MKS, KSP, AK, Rindertuberkulose, Brucellose, Tollwut, Rinderleukose u.a.).

Tötung von Tieren als eine Maßnahme der Seuchenbekämpfung (§ 24 TierSG). Es kann die Tötung angeordnet werden

- für seuchenkranke und verdächtige Tiere (Abs. 1),
- für seuchenempfängliche Tiere, wenn dies zur Bekämpfung von Infektionsherden sowie für die Aufhebung von Sperren, die wegen des Auftretens von Tierseuchen verhängt worden sind, erforderlich ist (Abs. 2).

Die Tötung kann grundsätzlich zur Bekämpfung einer jeden Seuche angeordnet werden, sofern sie für die jeweilige Seuche eine geeignete Maßnahme darstellt, sie kann sowohl bei Haustieren als auch bei wildlebenden Tieren angeordnet werden. Die Tötung stellt die wichtigste und am häufigsten angewandte Maßnahme zur Seuchentilgung dar, insbesondere nachdem bei der MKS und der KSP grundsätzlich auf Impfungen verzichtet werden soll.

In den Schutzverordnungen unterliegen Art und Weise der Tötung sowie ihr Umfang verschiedenen Variationen. Danach kann man unterscheiden:

- **Tötung (mit Blutentzug)** = Schlachtung, in diesen Fällen ist in den Schutzverordnungen nur von Tötung ohne methodische Erläuterung die Rede. Die Schlachtung bietet den Vorteil, daß eine, meistens allerdings begrenzte, wirtschaftliche Verwertung des Fleisches möglich ist. Die erschlachteten Tiere unterliegen entweder alleine der fleischhygienischen Beurteilung (z. B. Schlachtungen im Zusammenhang mit Salmonellose, Tuberkulose, Brucellose) oder zusätzlichen tierseuchenrechtlichen Maßregelungen, die meistens in einer Erhitzung des Fleisches bestehen.

Seuche	Art und Umfang der Tötungsmaßnahme
Afrikanische Schweinepest	verseuchter Bestand: Tötung aller Schweine ohne Blutentzug, ansteckungsverdächtiger u. unter Beobachtung stehender Bestand: Tötung u. unschädliche Beseitigung von Schweinen, die aus einem verseuchten oder verdächtigen Bestand eingestellt wurden, dies kann auch für alle Schweine des Bestandes angeordnet werden
Ansteckende Blutarmut Einhufer	seuchenkranke Einhufer (M) verdächtige Einhufer (K)
Aujeszkysche Krankheit	verseuchter Bestand: seuchenkranke Schweine Tötung u. unschädliche Beseitigung (M) seuchenverdächtige Schweine Tötung (K) übrige Schweine Tötung (K) seuchenverdächtiger Bestand: serologisch seuchenverdächtige Schweine Tötung (M) klinisch seuchenverdächtige Schweine Tötung (K) übrige Schweine Tötung (K)
Brucellose	Rind: seuchenkranke (M), verdächtige (K) Schwein: seuchenkranke und -verdächtige (M) ansteckungsverdächtige (K) Schaf/Ziege: seuchenkranke u. -verdächtige ohne Blutentzug (M), ansteckungsverdächtige (K)
Enzoot. Leukose des Rindes	mit Tumoren oder positivem serologischen Befund (M), Rinder mit wiederholt zweifelhaftem serologischen Befund (K), ansteckungsverdächtige Rinder aus einem verseuchten Bestand (K)
Geflügelpest Newcastle Krankheit	bei Seuchenausbruch Bestandstötung und unschädliche Beseitigung (M), bei Seuchenverdacht als K-Vorschrift, bei Ansteckungsverdacht Tötung (K)
MKS	Tötung sämtlicher Klauentiere und unschädliche Beseitigung (M), bei Seuchenverdacht als K-Vorschrift, unter Beobachtung stehende Betriebe Tötung der ansteckungsverdächtigen Klauentiere (K)
Milzbrand	seuchenkranke und -verdächtige Tiere ohne Blutentzug (K)
Psittakose	Papageien und Sittiche des Bestandes, wenn eine Weiterverbreitung zu befürchten ist (K)
Salmonellose	seuchenkranke und -verdächtige Rinder und Tiere, die mit diesen zusammengehalten werden (K)
KSP	Tötung und unschädliche Beseitigung sämtlicher Schweine, bei Seuchenausbruch als M-, bei Seuchen- oder Ansteckungsverdacht als K-Vorschrift, Tötung von Schweinen im Sperrbezirk, Beobachtungsgebiet, Impfgebiet (K)
Tuberkulose	seuchenkranke Rinder (M), seuchenverdächtige (K)
Tollwut	seuchenverdächtige Hunde und Katzen (M), andere Tiere (K), ansteckungsverdächtige Hunde und Katzen (M), Ausnahmen insbesondere bei bestehendem Impfschutz

Übersicht 21 Anzeigepflichtige Tierseuchen, bei denen in den Schutzverordnungen Tötungsmaßnahmen vorgesehen sind. K = Kann-Vorschrift M = Muß-Vorschrift

- **Tötung ohne Blutentzug**, hierbei ist eine Verwertung der Tiere für den menschlichen Genuß ausgeschlossen. Die Tötung ohne Blutentzug zieht die unschädliche Beseitigung der Tierkörper nach dem TierKBG nach sich.
- In einigen Schutzverordnungen findet sich die Formulierung „**Tötung mit gleichzeitiger unschädlicher Beseitigung**" (z. B. MKS; KSP). Die Tötung ohne

Blutentzug wird dabei nicht ausdrücklich vorgeschrieben, ist aber die Folgerung aus der ausgeschlossenen Verwertung der Tiere als Lebensmittellieferanten, die Tötung wird daher in der Praxis auch ohne Blutentzug durchgeführt.

Die Tötung ohne Blutentzug oder Tötung und unschädliche Beseitigung wird aus epidemiologischen Gründen angeordnet:

- bei besonders gefährlichen und kontagiösen Seuchen, bei denen jede Streuung des Infektionserregers während der Schlachtung oder bei der weiteren Behandlung des Fleisches vermieden werden soll, z. B. MKS, KSP;
- wenn der Erreger humanpathogen ist und aus Erfahrung mit einer Übertragung auf den Menschen während der Schlachtung oder bei der Bearbeitung des Tierkörpers gerechnet werden muß, z. B. Schafbrucellose.

Umfang der Tötungsmaßnahmen: Bei besonders kontagiösen Seuchen kann die Tötungsanordnung den gesamten Bestand betreffen, in dem die Seuche festgestellt worden ist, ohne Rücksicht auf den Infektionsstatus des Einzeltieres (seuchenkrank oder verdächtig). Bei Seuchen, deren Verlauf mehr chronisch, die Kontagiosität geringer ist und eine diagnostische Unterscheidung zwischen infizierten und nicht infizierten Tieren möglich ist (z. B. Rindertuberkulose, Brucellose), kann sich die Tötungsanordnung auf einzelne (seuchenkranke) Tiere beschränken. In solchen Fällen ist die Tötung verdächtiger Tiere oft in das Ermessen der Behörde gestellt und damit von der Gesamtsituation im Bestand abhängig.

Durchführung der Tötung: Die Tötung kann grundsätzlich im Seuchengehöft oder in einer TBA erfolgen. Die Tötung im Herkunftsgehöft sollte bevorzugt werden, da der Lebendtransport zur TBA sowohl umfangreiche Vorkehrungen für den Tierschutz erfordert als auch größere seuchenhygienische Risiken birgt als der Transport der toten Tiere in flüssigkeitsundurchlässigen Fahrzeugen der zuständigen TBA.

Tötung wildlebender Tiere: Nach § 24 TierSG kann auch bei wildlebenden Tieren die Tötung seuchenkranker, verdächtiger und seuchenempfänglicher Tiere angeordnet werden. So ist z. B. bei der Tollwut der Jagdausübungsberechtigte verpflichtet, seuchenverdächtigen wildlebenden Tieren sofort nachzustellen, sie zu erlegen und und unschädlich zu beseitigen.

Von besonderer Bedeutung ist die Möglichkeit, auch für seuchenempfängliche Tiere eine Tötung anzuordnen (§ 24 Abs. 2 TierSG). Hiervon ist in den vergangenen Jahren bei der Bekämpfung der Fuchstollwut Gebrauch gemacht worden. Man erhoffte sich, durch die systematische Begasung der Fuchsbaue zu einer Verringerung der Fuchspopulation zu kommen, um damit die Zahl der Tollwutfälle einzuschränken. Eine solche Bekämpfung ist aber nur zulässig, wenn andere geeignete Maßnahmen nicht zur Verfügung stehen und die betroffene Tierart nicht der Gefahr der Ausrottung ausgesetzt ist (§ 24 Abs. 3 TierSG). Die Begasung der Fuchsbaue ist in Deutschland zugunsten der Impfung aufgegeben worden.

Tötung von verbotswidrig benutzten Tieren: Nach § 25 TierSG kann die Tötung von Tieren angeordnet werden, die bestimmten Verkehrs- oder Nutzungsbeschränkungen oder der Absperrung unterworfen sind und in verbotswidriger

Benutzung oder außerhalb der ihnen zugewiesenen Räumlichkeiten angetroffen werden. Dabei entfällt der Anspruch auf Entschädigung, da eine tierseuchenrechtliche Vorschrift oder eine behördliche Anordnung schuldhaft nicht befolgt wird.

Unschädliche Beseitigung von Tierkörpern, Tierkörperteilen und tierischen Erzeugnissen, Streu, Dung, flüssige und andere Abfälle kranker oder verdächtiger Tiere (§ 26 TierSG).

Die Beseitigung von Tierkörpern, Tierkörperteilen und tierischen Erzeugnissen ist im TierKBG geregelt (s. S. 27). Auf der Grundlage des § 26 TierSG können jedoch über die Bestimmungen des TierKBG hinaus weitergehende Vorschriften erlassen werden. Beispiele: MKS, KSP, Tollwut, Geflügelpest, Newcastle Krankheit: Für die wegen dieser Seuchen getöteten Tiere muß die unschädliche Beseitigung angeordnet werden.
Brucellose: abortierte Feten, totgeborene Kälber, Nachgeburten sind unschädlich zu beseitigen. Die Anordnung der unschädlichen Beseitigung von Streu, Dung, flüssigen Abgängen kommt in Frage, wenn eine Desinfektion nicht möglich ist.

Reinigung und Desinfektion bei Tierseuchen (§ 27 TierSG).

Zur wirksamen Bekämpfung von Tierseuchen gehören die Reinigung und die Desinfektion und, wenn die Erreger durch Schadnager oder Arthropoden übertragen werden können, die Entwesung. Über den Umfang der erforderlichen Desinfektion sowie über die Mittel und Verfahren s. Richtlinie des BML (s. S. 48).

Nach § 27 Abs. 1 TierSG kann die Reinigung und Desinfektion und gegebenenfalls Entwesung vorgeschrieben werden für Ställe, Standorte, Ladestellen, Marktplätze und Wege, die von kranken, verdächtigen oder zusammengebrachten und für die Seuche empfänglichen Tieren benutzt werden, nach Abs. 2 die Reinigung und Desinfektion auch für Dung, Streu- und Futtervorräte, Gerätschaften, Kleidungsstücke und sonstige Gegenstände, die Infektionserreger enthalten können.

Nach § 27 Abs. 3 TierSG kann ferner die Reinigung und Desinfektion von Tieren, Fleisch und Personen angeordnet werden.

Desinfektion von Fleisch: Damit soll verhütet werden, daß der Erreger durch Produkte von geschlachteten seuchenkranken oder verdächtigen Tieren verschleppt wird.

Reinigung und Desinfektion von Personen: Diese Möglichkeit wird bei vielen Seuchen genutzt, indem dies z. B. für Hände, Schuhzeug oder Schutzkleidung vorgeschrieben wird.

Einstellung oder Beschränkung von Viehmärkten, Tierschauen und ähnlichen Einrichtungen (§ 28 TierSG).

Kontagiöse Seuchen können durch den Personen- und Tierverkehr zu einer schnellen Ausbreitung gelangen. Deswegen kann es in besonderen Seuchensituationen notwendig sein, solche Zusammenziehungen von Tieren und gegebenenfalls auch von Menschen zu verbieten oder von besonderen Auflagen (Beschränkungen) abhängig zu machen. Dies kann angeordnet werden für Viehmärkte,

Jahr- und Wochenmärkte (auch dann, wenn auf ihnen Vieh nicht gehandelt wird), Zuchtveranstaltungen, Viehversteigerungen, Tierschauen, Viehsammelstellen und ähnliche Einrichtungen, von denen eine Seuchengefahr ausgehen kann. Beispiele:

In einem MKS-Sperrbezirk dürfen Tierausstellungen (Beobachtungsgebiet: Klauentierausstellungen) und Veranstaltungen ähnlicher Art nicht durchgeführt werden.

Nach der Tollwut-VO müssen Hunde- und Katzenausstellungen der zuständigen Behörde angezeigt werden, sie können verboten werden oder mit Beschränkungen (d.h. mit Auflagen) belegt werden, solche Auflagen können u.a. sein: amtstierärztliche Überwachung, Nachweis einer Tollwutimpfung.

Untersuchung von Tieren und Gegenständen zur Aufdeckung von Seuchenherden (§ 29 TierSG).

Es kann die amtstierärztliche oder tierärztliche Untersuchung von seuchenempfänglichen Tieren oder Gegenständen, die Träger von Ansteckungsstoffen sein können, vorgeschrieben werden (Umgebungsuntersuchung). Es ist im Interesse der Seuchenbekämpfung, insbesondere dann, wenn mit dem Unterlassen der Anzeige zu rechnen ist, die Untersuchung von Viehbeständen anzuordnen, um verborgene Seuchenherde aufzudecken; dies ist auch möglich, wenn am Untersuchungsort selbst noch kein Seuchenfall festgestellt worden ist. Beispiele: In einem KSP-Sperrbezirk sind alle Bestände, in einem Beobachtungsgebiet alle Zuchtbestände nach näherer Anweisung der zuständigen Behörde zu untersuchen.

Öffentliche Bekanntmachung von Seuchenausbrüchen (§ 30 TierSG).

Zur Förderung der Tierseuchenbekämpfung trägt das Bekanntwerden von Ausbrüchen bei, weil die Tierhalter dadurch in die Lage versetzt werden, gegen die Einschleppung der Seuche in ihren Bestand vorbeugende Maßnahmen zu treffen. Die öffentliche Bekanntmachung erfolgt ortsüblich in der Tageszeitung, die nach der Kommunalsatzung für amtliche Bekanntmachungen vorgesehen ist.

8.2 Die Schutzverordnungen zur Bekämpfung von Seuchenausbrüchen

Allgemeines: Die in den §§ 19 bis 30 TierSG festgelegten Bekämpfungsmaßnahmen bieten die Grundlage für die inhaltliche Gestaltung der Schutzverordnungen, die zur Bekämpfung der einzelnen Seuchen erlassen werden. Nach § 79 Abs. 1 TierSG ist das BML ermächtigt, durch Rechtsverordnungen mit Zustimmung des Bundesrates Vorschriften zum Schutz gegen die besondere Gefahr, die für Tierbestände von Tierseuchen ausgeht, nach Maßgabe der §§ 19–30 zu erlassen (s. S. 9). Diese Ermächtigung hat das BML umfassend benutzt, indem zur Bekämpfung von Seuchen zahlreiche Einzelverordnungen erlassen worden sind (s. Übersicht 22). Über die Möglichkeit „Eil- oder Notverordnungen" ohne Zustimmung des Bundesrates zu erlassen s. S. 9.

Tierseuchen mit Schutzverordnungen	Tierseuchen ohne Schutzverordnungen
Afrikanische Schweinepest	Afrikanische Pferdepest[1]
Ansteckende Blutarmut der Einhufer	Ansteckende Schweinelähmung (Teschener
Aujeszkysche Krankheit	Krankheit)[2]
Bösartige Faulbrut der Bienen	Beschälseuche der Pferde
Bovine Herpes Typ 1-Infektionen	Blauzungenkrankheit
Brucellose der Rinder, Schweine, Schafe und Ziegen	Lumpy-skin-Krankheit
Enzootische Leukose der Rinder	Lungenseuche der Rinder
Geflügelpest	Pest der kleinen Wiederkäuer
Infektiöse Hämatopoetische Nekrose der Salmoniden (IHN)	Pferdeenzephalomyelitis
Infektiöse Anämie der Lachse (ISA)[3]	Pockenseuche der Schafe u. Ziegen
Maul- und Klauenseuche	Rifttal-Fieber
Milbenseuche der Bienen[3]	Rinderpest
Milzbrand	Rotz[4]
Newcastle Krankheit	Stomatitis vesicularis
Psittakose	Traberkrankheit der Schafe u. Ziegen[5]
Rauschbrand	Vesikuläre Schweinekrankheit
Salmonellose der Rinder	
Salmonelleninfektion der Hühner[3]	
Schweinepest	
Spongiforme Rinderenzephalopathie	
Tollwut	
Trichomonadenseuche der Rinder	
Tuberkulose der Rinder	
Varroatose der Bienen[3]	
Vibrionenseuche der Rinder	
Virale Hämorrhagische Septikämie der Salmoniden (VHS)	

Übersicht 22 Rechtsgrundlagen zur Bekämpfung von Tierseuchen, Vorhandensein oder Fehlen von Schutzverordnungen

[1] es bestehen Leitlinien des BML zur Bekämpfung der Pferdepest vom 12.8.1993 in Anlehnung an die RL 92/35 EWG über einheitliche Maßnahmen zur Bekämpfung der Pferdepest
[2] es besteht eine Sperrbezirks-VO vom 24.7.1987, weitere spezielle Bekämpfungsvorschriften sind nicht ergangen
[3] nicht anzeigepflichtig
[4] es besteht eine Richtlinie des BML zur Feststellung von Rotz
[5] die EG will gemeinschaftliche Maßnahmen gegen Transmissible Spongiforme Enzephalopathien vorschreiben, nach Feststellung von Scrapie ist der Infektionsherd durch Tötung der Tiere zu beseitigen

Diejenigen Seuchen, für die bisher keine Schutzverordnungen bestehen, sind für die inländische Seuchenbekämpfung meistens von untergeordneter Bedeutung, indem sie in Deutschland entweder überhaupt nicht oder nur ganz vereinzelt vorkommen. Sollten sie auftreten, ist eine sofortige Reaktion aufgrund des § 79 Abs. 4 TierSG möglich (s. S. 12).

8.2.1 Allgemeine Struktur der Schutzverordnungen

Die Schutz-VO des BML haben weitgehend einen gleichen Aufbau, dadurch werden Verständnis und Übersicht sehr erleichtert. Sie gliedern sich in Abschnitte, Unterabschnitte und Paragraphen. Einleitend werden zunächst die gesetzlichen Rechtsgrundlagen aufgeführt, auf deren Grundlage die VO vom BML erlassen wurde. Dann folgen die einzelnen Abschnitte nach dem gleichen Ordnungsprinzip (s. Übersicht 23).

> Verordnung zum Schutze gegen die ...
>
> **Abschnitt 1**   **Begriffsbestimmungen**
>
> z. B.: welche diagnostischen Ergebnisse müssen vorliegen, damit ein Seuchenausbruch oder -verdacht amtlich als festgestellt gilt?
>
> **Abschnitt 2:**   **Schutzmaßregeln**
>
> Unterabschnitt 1: Allgemeine Schutzmaßregeln
> z. B.: Regelung der Impfung
>
> Unterabschnitt 2: Besondere Schutzmaßregeln
> A. Vor amtlicher Feststellung der Seuche
>   z. B.: Absonderung, Verbringungsverbot, Beschränkung des Personenverkehrs, Schutzkleidung
> B. Nach amtlicher Feststellung der Seuche
>   z. B.: Öffentliche Bekanntmachung, Bestandsperre, Tötung und unschädliche Beseitigung von Tieren, Sperrbezirk, Verdachtssperrbezirk, Beobachtungsgebiet, Impfungen
> C. Desinfektion
>
> **Abschnitt 3:**   Aufhebung der Schutzmaßregeln
> **Abschnitt 4:**   Bußgeldvorschriften
> **Abschnitt 5:**   Schlußvorschriften (Inkrafttreten)

Übersicht 23 Struktur der Schutzverordnungen zur Bekämpfung einzelner Seuchen

Abschnitt 1: Begriffsbestimmungen

Hier werden bei allen Seuchen übereinstimmend die Voraussetzungen festgelegt, unter denen die Seuche oder der Verdacht im Sinne der VO als amtlich festgestellt gilt. Die amtliche Feststellung des Seuchenausbruchs ist in der Regel gebunden an den mikrobiologischen/virologischen Erreger- oder Antigennachweis, dem grundsätzlich die größte Beweiskraft zukommt. In Abhängigkeit von den Eigenheiten der verschiedenen Seuchen kann auch die serologische (z. B. Brucellose) oder allergologische (z. B. Tuberkulose, Tuberkulinprobe) Untersuchung zur Seuchenfeststellung führen. Die klinischen oder pathologisch-anatomischen Untersuchungen reichen im allgemeinen für die amtliche Feststellung des Seuchenausbruchs nicht aus, es sei denn, daß die Erscheinungen relativ charakteristisch sind und es sich um Sekundärausbrüche handelt (MKS, KSP).

Die amtliche Feststellung des Seuchenverdachts ergibt sich bei vielen Seuchen aus der klinischen, pathologisch-anatomischen, serologischen oder allergologischen Untersuchung, insbesondere wenn letztere zu einem zweifelhaften Ergebnis geführt haben.

Abschnitt 2: Schutzmaßregeln

Unterabschnitt 1: Allgemeine Schutzmaßregeln:

Hier werden u.a. bei verschiedenen Seuchen Fragen der prophylaktischen Impfung und, wenn diese verboten ist, Ausnahmemöglichkeiten geregelt. Ferner werden bei einigen Seuchen andere Schutzmaßregeln ebenfalls prophylaktischer Natur angeführt, um Auftreten und Ausbreitung von Seuchen zu erschweren, z. B. in der Tollwut-VO Anzeige von Hunde- und Katzenausstellung, Kennzeichnungspflicht für Hunde (s. S. 118), in der Salmonellose-VO allgemeine Vorschriften über Kälberhaltungen (s. S. 113). Dies sind ihrer Natur nach Maßregeln gegen die allgemeine Seuchengefahr, die auf § 17 TierSG beruhen.

Unterabschnitt 2: Besondere Schutzmaßregeln

A. Vor amtlicher Feststellung: Im Falle des Ausbruchs oder des Verdachts einer Seuche, aber vor amtlicher Feststellung, gelten Vorschriften, die die Ausbreitung des Erregers verhindern sollen, z. B. Absonderung der Tiere im Stall, Beschränkung des Personenverkehrs, Verbringungsverbot von Tieren aus dem oder in den Bestand, Verbringungsverbot für tierische Teile, Erzeugnisse, Dung, flüssige Abgänge, Futtermittel, Einstreu u.a.

B. Nach amtlicher Feststellung: Öffentliche Bekanntmachung des Seuchenausbruchs, als eine andere Tierhalter warnende Maßnahme (s. S. 78).

Sperre des Betriebes/Standortes: Diese Maßregel gilt bei fast allen anzeigepflichtigen Seuchen (s. Übersicht 19) nach Feststellung des Seuchenausbruchs bzw. des Verdachts. Dabei kann der Begriff „Betriebssperre", abhängig vom Kontagiositätsgrad der Seuche, eine Vielzahl von Einzelvorschriften enthalten, die alle das Ziel haben, die Erregerausbreitung zu verhindern:

- Kennzeichnung des verseuchten Betriebes, z. B. „Schweinepest – Unbefugter Zutritt verboten";
- Absonderung der Tiere;
- Beschränkung des Personenverkehrs;
- Verbringungsverbot für Tiere aus dem oder in den Bestand;
- Dung, flüssige Stallabgänge (Gülle), Futtermittel, Einstreu u.a., die Träger des Seuchenerregers sein können, dürfen nur nach oder zur Unschädlichmachung aus dem Betrieb entfernt werden;
- Gegenstände, die kontaminiert sein können, müssen vor dem Verbringen aus dem Bestand gereinigt und desinfiziert werden;
- Reinigung und Desinfektion von Stallgängen, Stallein- und -ausgängen, Schuhzeug von Personen, Auslegen von Desinfektionsmatten an den Ein- und Ausgängen von Ställen.

Vorschriften zur Tötung von Tieren: Während die o.a. angeführten Sperrvorschriften Begleitmaßnahmen zur Eindämmung der Erregerausbreitung darstellen, dient die Tötung der unmittelbaren Tilgung des Seuchenausbruchs. Über die Art und Weise der Tötung und deren Umfang s. S. 76 u. Übersicht 21.

Vorschriften über die Einrichtung eines Sperrbezirkes, Verdachtssperrbezirkes, Beobachtungsgebietes s. Übersicht 19 und S. 71.

Schutzmaßregeln bei Ansteckungsverdacht: bei verschiedenen Seuchen (z. B. MKS, KSP, Geflügelpest, Newcastle Krankheit) wird vorgeschrieben, daß nach amtlicher Feststellung eines Seuchenausbruchs oder -verdachts epidemiologische Nachforschungen anzustellen sind. Betriebe, aus denen die Seuche eingeschleppt oder in welche sie bereits weiterverschleppt worden sein kann, sind der behördlichen Beobachtung zu unterstellen. Für solche Betriebe gilt für eine festgelegte Zeit (z. B. KSP 40 Tage) ein Verbringungsverbot, für die ansteckungsverdächtigen Tiere kann auch die Tötung angeordnet werden.

Vorschriften über Impfungen: Unter bestimmten Voraussetzungen können Impfungen als eine Maßnahme zur Eindämmung von Seuchenausbrüchen angeordnet werden, z. B. bei MKS (s. S. 102), KSP (s. S. 111 und Übersicht 20).

C. Desinfektion: Es wird der Umfang der für die jeweilige Seuche erforderlichen Desinfektionen sowie gegebenenfalls eine Entwesung vorgeschrieben.

Abschnitt 3: Aufhebung der Schutzmaßregeln
Die Voraussetzungen, nach deren Erfüllung die angeordneten Schutzmaßregeln aufgehoben werden können, hängen von der Epidemiologie der einzelnen Seuche ab. Allgemein gilt als erforderlich, daß die seuchenkranken und -verdächtigen Tiere verendet sind, getötet oder sonst entfernt wurden und die verbleibenden Tiere sich nach Untersuchungen als unverdächtig erwiesen haben und die Schlußdesinfektion durchgeführt wurde.

Abschnitt 4: Bußgeldvorschriften

Abschnitt 5: Schlußvorschriften (Inkrafttreten)

8.2.2 Katalog für bundeseinheitliche Maßnahmen zur Bekämpfung von Tierseuchen (Bundesmaßnahmen-Katalog – Tierseuchen)

Mit diesem Katalog wird ein bundeseinheitlicher Rahmen für Maßnahmen zur Bekämpfung hochkontagiöser Seuchen geschaffen. Er enthält keine Rechtsvorschriften, sondern erstellt Organisationsstrukturen, die in der Lage sein sollen, eine effektive Abstimmung der Bekämpfungsmaßnahmen zwischen Bund und Ländern, zwischen den und innerhalb der Länder zu garantieren und zugleich eine Kooperation mit den beteiligten Wirtschaftsverbänden herzustellen.

Der Katalog resultiert aus den Erfahrungen des KSP-Seuchengeschehens besonders der Jahre 1993/94, die zeigten, daß unter den acht betroffenen Bundesländern Unterschiede in den Bekämpfungsmaßnahmen bestanden. Dies kann ein Vorteil des föderativen Systems sein, wenn sich die Unterschiede aus einer Anpassung an die jeweilige Seuchensituation ergeben. Es kann und hat aber auch Unterschiede gegeben, die Defizite oder Unzulänglichkeiten waren, der Seuchenbekämpfung schadeten und zu Irritationen bei den Betroffenen (Landwirten, Viehhändlern u.a.) führten. Aufgabe des Katalogs ist es daher, u.a. eine schnelle Abstimmung der Bekämpfungsmaßnahmen zu ermöglichen. Die Anfänge des Katalogs stammen von 1995, er ist seitdem mehrfach ergänzt und neuen Erfahrungen angepaßt worden, seine inhaltliche Gliederung ist in der Übersicht 24 zusammengestellt.

Nationaler Krisenstab: wird auf de Ebene der Staatssekretäre gebildet und soll im Falle eines bedrohlichen Seuchengeschehens Kompetenzen an sich ziehen, Fragen der besseren Koordination behandeln und die erforderlichen Maßnahmen in den betroffenen Ländern mit entsprechendem politischem Gewicht durchsetzen. Er soll in einem föderalen System im Rahmen der Verfassung eine einheitliche Tierseuchenbekämpfung realisieren. Der Nationale Krisenstab hat 1994 die Erarbeitung des Bundesmaßnahmenkatalogs – Tierseuchen – beschlossen.

Krisenzentren: ein Krisenzentrum ist ein nach Maßgabe der obersten Landesbehörde bestimmter Teil einer Behörde auf Landes-, Regierungsbezirks- oder Kreisebene, der für die Zeit der Bekämpfung eines akuten, sich schnell ausbreitenden Seuchengeschehens Aufgaben der Tierseuchenbekämpfung wahrnimmt. Das Kri-

Einleitung	
Teil I:	Modell „Krisenzentrum Tierseuchen" Aufbau und Funktionsweise eines Krisenzentrums 1. Definitionen/Allgemeine Aussagen 2. Krisenzentrum Tierseuchen auf Kreisebene 3. Krisenzentrum Tierseuchen auf Regierungsbezirksebene 4. Krisenzentrum auf Landesebene
Teil II:	Maßnahmenkatalog Schweinepest I. Maßnahmen vor amtlicher Feststellung des Seuchenverdachts oder der Seuche II. Maßnahmen nach amtlicher Feststellung der Seuche III. Maßnahmen zur oder nach Aufhebung von Sperrmaßnahmen IV. Anlagen Regime zur Diagnose der Schweinepest
Teil III:	Maßnahmenkatalog Maul- und Klauenseuche 1. Risikobewertung, Epidemiologie 2. Diagnostik 3. Bekämpfung 4. Notimpfung
Teil IV:	Maßnahmenkatalog Lungenseuche 1. Risikobewertung, Epidemiologie 2. Diagnostik 3. Notimpfung
Teil V:	Maßnahmenkatalog Geflügelpest 1. Risikobewertung, Epidemiologie 2. Diagnostik 3. Bekämpfungsstrategie
Teil VI:	Maßnahmenkatalog Newcastle Krankheit 1. Risikobewertung, Epidemiologie 2. Diagnose 3. Impfung/Vorgehensweise 4. Bekämpfungsstrategie
Teil VII:	Maßnahmenkatalog Vesikuläre Schweinekrankheit 1. Risikobewertung, Epidemiologie 2. Diagnostik 3. Bekämpfung
Teil VIII:	Maßnahmenkatalog Afrikanische Schweinepest 1. Risikobewertung, Epidemiologie 2. Diagnostik 3. Bekämpfung

Übersicht 24 Inhaltsangabe des Bundesmaßnahmenkatalogs Tierseuchen

senzentrum der übergeordneten Behörde hat Weisungsbefugnis gegenüber nachgeordneten Behörden.

Ein Krisenzentrum auf Regierungsbezirks- oder Kreisebene wird von einem Beamten geleitet, der aufgrund seiner Befugnisse alle zur Seuchenbekämpfung notwendigen Maßnahmen im Sinne eines Krisenmanagements anweisen und ihre Durchführung überwachen kann: Regierungspräsidenten, Landräte. Die veterinärfachliche Arbeit innerhalb des Krisenzentrums steht unter der verantwortlichen Leitung eines bTA. Für ein Krisenzentrum sind Organisations- und Ablaufpläne aufzustellen. Die Einzelheiten sind in Teil I des Katalogs festgelegt (s. Übersicht 24).

Die Teile II bis VIII des Katalogs enthalten für die genannten Seuchen eine eingehende, auf den Schutz-VO basierende Beschreibung der Seuchenbekämpfung in ihrem zeitlichen Ablauf (Organisations- und Handlungsanweisung), einen großen Umfang nehmen dabei die diagnostischen Maßnahmen im Hinblick auf ihre Auswahl, Durchführung und Bewertung ein.

8.2.3 Die Schutzverordnungen zur Bekämpfung der einzelnen Seuchen

Nachfolgend werden die Bekämpfungsmaßnahmen von Seuchen, sofern für diese Schutz-VO bestehen (s. Übersicht 22), übersichtsartig und auszugsweise dargestellt. Grundlage für die Darstellung sind die nationalen Vorschriften, soweit für deren Gestaltung EG-Recht maßgebend ist, sei auf die S. 19–22 verwiesen.

8.2.3.1 Ansteckende Blutarmut der Einhufer (Infektiöse Anämie, IA)

Rechtsgrundlage: VO zum Schutz gegen die Ansteckende Blutarmut der Einhufer vom 2.7.1975.

Mit dem Vorkommen der IA ist in Deutschland in Einzelfällen zu rechnen. Die Übertragung des Erregers erfolgt überwiegend durch stechende, blutsaugende Insekten (Tabaniden, Stomoxys calcitrans).

Die **Schutz-VO** ist eine Reaktion auf eine begrenzte Zunahme der Infektionsfälle in den 70er Jahren im Raume Kassel in der Sportpferdehaltung. Die wichtigsten Regelungen sind:

- **Feststellung der Seuche**: hämatologisch und klinisch, hämatologisch und serologisch, klinisch und serologisch und pathologisch-anatomisch. Die Diagnose, insbesondere bei chronischem oder latentem Verlauf, hat erhebliche Schwierigkeiten bereitet, solange sie ausschließlich auf Symptomen basierte (klinischer Verlauf, Anämie, Beschleunigung der Blutsenkung, Hämosiderosis). Ein wesentlicher Fortschritt ist der spezifische Antikörpernachweis, insbesondere durch den Immundiffusionstest nach *Coggins*.
- **Schutzmaßregeln**: Gehöftsperre, für seuchenkranke Einhufer muß, für verdächtige kann die Tötung angeordnet werden.

8.2.3.2 Aujeszkysche Krankheit

Rechtsgrundlage: VO zum Schutz gegen die Aujeszkysche Krankheit, Neufassung vom 10.11.1997.

Die AK kam in Deutschland mit erheblichen regionalen Unterschieden vor, insbesondere die westlichen Teile Niedersachsens und die angrenzenden Bereiche Nordrhein-Westfalens waren im Gegensatz zu anderen Ländern der Bundesrepublik stark verseucht. Die staatliche Bekämpfung der AK strebt, nicht zuletzt aus handelspolitischen Gründen, ihre Tilgung an. Die Bekämpfung hat sich besonders in den stark verseuchten Regionen seit Einführung der Anzeigepflicht (1980) schwierig gestaltet, da sich rigorose Maßnahmen dort verboten. Hier mußte das Tilgungsverfahren auf lange Zeit geplant und wirtschaftlich gestaltet werden. Dies gelang in einer Kombination von Impfungen mit dem Ziel einer Erregerreduktion in der Population mit anschließenden Tötungsmaßnahmen. Die auf dieser Überlegung erstellten Sanierungsprogramme verschiedener Bundesländer haben etwa seit 1991 zu deutlichen Erfolgen geführt.

Die **Sanierungsprogramme** bauten auf folgendem Prinzip auf: In den nicht oder schwach verseuchten Bundesländern stand die Ausmerzung im Vordergrund, um die Seuchenfreiheit zu erhalten oder wieder herzustellen, Impfungen spielten dabei keine oder eine untergeordnete Rolle. In stark verseuchten Gebieten wurden (oder werden) zunächst flächendeckende Impfungen durchgeführt, um eine Populationsimmunität zu erreichen, die die Viruszirkulation in infizierten Beständen und das Ansteckungsrisiko für nicht infizierte Tiere oder Bestände verringern sollte. In einer zweiten Stufe wurden zusätzlich zu den Impfungen serologische Kontrolluntersuchungen bei den Zuchttieren durchgeführt. Aufgrund der Anwendung des deletierten Impfstoffes konnte dabei zwischen Antikörpern nach Infektion oder Impfung unterschieden werden. Nach Ausmerzung der verbliebenen Reagenten sollen die weiterhin unter Impfschutz stehenden Zuchtbestände in den Status „AK-freier Bestand" überführt werden. Eine Tilgung der AK allein durch Impfung und ohne Ausmerzung erscheint nach den bisherigen Erfahrungen nicht möglich. Das Verfahren hat sich bewährt, so daß z.Zt. (1998) einige Bundesländer nach Entscheidung der EG als AK-frei gelten und in anderen der Verseuchungsgrad nur noch sehr gering ist, so daß eine baldige Tilgung zu erwarten ist.

Vorschriften der VO

Allgemeine Vorschriften

AK-freie Schweinebestände (§ 1): Ein Schweinebestand gilt als AK-frei, wenn
(1.) er die Voraussetzungen der Anlage 1 zur VO erfüllt:
- er muß frei sein von Erscheinungen, die auf AK hindeuten,
- serologische Untersuchungen, außerhalb von Zuchtbeständen nach einem Stichprobenschlüssel, müssen ein negatives Ergebnis erbringen oder
- alle Schweine müssen aus AK-freien Beständen stammen,
- alle Schweine dürfen nur mit Samen von AK-freien Ebern gedeckt oder besamt werden,
- es darf kein Kontakt zu Schweinen bestehen, die nicht AK-frei sind,

(2.) er in einem Gebiet liegt, das nach einer Entscheidung der EG als frei von AK gilt.

Impfungen und Impfstoffe (§ 3): Impfungen (und auch Heilversuche) sind nach der Schutz-VO grundsätzlich verboten, damit können behördlich genehmigte oder angeordnete Impfungen kontrolliert und zielgerichtet eingesetzt werden. Es können Impfstoffe mit inaktivierten oder attenuierten Viren zum Einsatz kommen, letztere haben eine bessere und länger anhaltende Wirkung, in beiden Fällen müssen sie aber aus Viren hergestellt werden, die eine Deletion des Glykoprotein I-Gens aufweisen und die nicht zur Bildung von gI-Antikörpern führen.

Behördlich genehmigt oder angeordnet werden können:
- **Impfungen mit inaktivierten Erregern**; aus unverdächtigen Beständen dürfen danach die Schweine ohne Einschränkung abgegeben werden, aus ansteckungsverdächtigen Beständen, ausgenommen zur Schlachtung, frühestens 21 Tage nach der Impfung,

- **Impfungen mit attenuierten Erregern** mit der Maßgabe, daß geimpfte Schweine frühestens 21 Tage nach der Impfung aus dem Bestand entfernt werden dürfen.

Untersuchungspflicht (§ 3a): Der Besitzer hat Zucht- und Nutzschweine im Abstand von längstens 12 Monaten auf Antikörper gegen das gI-Glykoprotein des Virus untersuchen zu lassen. Damit sollen Sanierungserfolge kontrolliert und Neuinfektionen möglichst rechtzeitig erkannt werden.

Ausbringen von Dung und Gülle (§ 3b): Es kann aus Gründen der Seuchenbekämpfung angeordnet werden, daß Dung und flüssige Stallabgänge nur nach einer Genehmigung ausgebracht werden dürfen, da sie eine wesentliche Ursache für die Verschleppung des Erregers sein können.

Verhütung der Seuchenverschleppung durch den Schweineverkehr (§ 4): Zucht und Nutzschweine dürfen in Schweinebestände nur verbracht oder eingestellt oder auf Viehmärkte, Tierschauen oder ähnliche Veranstaltungen verbracht werden, wenn sie aus einem AK-freien Bestand stammen. In ein Gebiet, das nach einer EG-Entscheidung nach der RL 63/432/EWG als AK-frei gilt, dürfen Schweine nur mit einer amtstierärztlichen Bescheinigung verbracht werden.

Besondere Vorschriften

Die Bestimmungen, die bei einem Seuchenausbruch oder Verdacht gelten, sind in der Übersicht 25 zusammengefaßt, sie gelten auch bei einem Ausbruch oder bei einem Verdacht der AK bei anderen seuchenempfänglichen Tieren.

	Seuchenfeststellung
Seuchenausbruch:	klinisch und serologisch (Antikörpernachweis), virologisch (Virus- oder Antigennachweis), Rind: auch histologisch in Verbindung mit klinischen Erscheinungen
Seuchenverdacht:	wenn dieser klinisch, serologisch oder histologisch nachgewiesen wurde

Vorschriften für den verseuchten Bestand
A. Vor amtlicher Feststellung des Ausbruchs oder des Verdachts: Kennzeichnung des Bestandes: Aujeszkysche Krankheit – unbefugter Zutritt verboten, Absonderung der Schweine im Stall, Beschränkung des Personenverkehrs, Schutzkleidung, Reinigung und Desinfektion der Hände, Verbringungsverbot von Schweinen in oder aus dem Bestand, geschützte Aufbewahrung von toten Schweinen einschl. abgestoßener Ferkel, Nachgeburten, so daß Menschen und Tiere nicht mit ihnen in Berührung kommen können, von Schweinen stammende Teile, Erzeugnisse und Rohstoffe, Futter, Einstreu, Dung, Gülle u.a. dürfen aus dem Gehöft nicht entfernt werden
B. Nach amtlicher Feststellung des Ausbruchs oder des Verdachts: Öffentliche Bekanntmachung, Bestandssperre, zusätzlich zu den unter A. genannten Maßnahmen: • Schweine dürfen nur mit behördlicher Genehmigung in das Gehöft verbracht werden, das Entfernen ist nur zur sofortigen Schlachtung oder zur Ausmästung in einem geimpften Bestand zulässig, • Schweine dürfen nur mit behördlicher Genehmigung gedeckt werden, Samen von Ebern des Bestandes darf zur künstlichen Besamung nicht verwendet werden, • es sind wiederholt Entwesungen durchzuführen, • Futter, Einstreu, die kontaminiert sein können, Dung, flüssige Stallabgänge dürfen nur nach oder zur Unschädlichmachung des Erregers nach Anweisung des bTA entfernt werden,

- Reinigungs- und Desinfektionsmaßnahmen: Gerätschaften, Fahrzeuge, Stallgänge, Ein- und Ausgänge der Ställe einschl. Auslegen von Desinfektionsmatten,
- Tragen von bestandseigener Schutzkleidung, die beim Verlassen des Bestandes abzulegen ist, gleichzeitig sind Hände und Schuhwerk zu desinfizieren,
- Hunde und Katzen sind von den Ställen fernzuhalten

Tötungsanordnung

Seuchenausbruch: Es muß die Tötung und unschädliche Beseitigung der seuchenkranken sowie die Tötung der seuchenverdächtigen Schweine angeordnet werden, dies gilt auch für alle bis zu 2 Wochen alte Ferkel getöteter Sauen, die Tötung der übrigen Schweine kann angeordnet werden, wenn dies aus Gründen der Seuchenbekämpfung erforderlich ist.

Seuchenverdacht: Es muß die Tötung der aufgrund einer serologischen Untersuchung festgestellten Schweine angeordnet werden, die Tötung der aufgrund einer klinischen Untersuchung seuchenverdächtigen Schweine kann angeordnet werden, ebenso der übrigen Schweine, wenn dies aus Gründen der Seuchenbekämpfung erforderlich ist

Sperrmaßnahmen

Nach Feststellung des Seuchenausbruchs kann die Behörde ein Sperrgebiet einrichten und anordnen:
- amtstierärztliche Untersuchung von Schweinebeständen einschl. der Entnahme von Blutproben,
- daß Schweine nur mit Genehmigung aus dem Sperrgebiet entfernt werden dürfen

Maßnahmen bei Ansteckungsverdacht

nach amtlicher Feststellung des Seuchenausbruchs oder des Verdachts hat die Behörde epizootiologische Nachforschungen anzustellen und unterstellt die Schweine der Gehöfte, aus denen die Seuche verschleppt oder in welche sie bereits weiterverschleppt worden sein kann, für die Dauer von 3 Wochen der Beobachtung, sie kann auch die Tötung der ansteckungsverdächtigen Schweine anordnen

Desinfektion

Nach Entfernung der seuchenkranken und -verdächtigen Schweine sind nach Anweisung des bTA zu desinfizieren:
- Ställe und Standorte, gleichzeitig ist eine Entwesung vorzunehmen,
- Gegenstände, die Träger des Erregers sein können, einschl. Fahrzeuge,
- Futter, Einstreu sind zu verbrennen oder mit dem Dung zu packen,
- Dung ist zu packen und mindestens 2 Monate zu lagern,
- flüssige Stallabgänge sind zu desinfizieren oder mindestens 2 Monate zu lagern.

Für Dung und flüssige Stallabgänge können kürzere Lagerungszeiten genehmigt werden, wenn Belange der Seuchenbekämpfung nicht entgegenstehen. Sie müssen anschließend bodennah ausgebracht und sofort untergepflügt werden.

Aufhebung der Schutzmaßregeln

Die AK gilt als erloschen, wenn
- alle Schweine des Bestandes verendet sind oder getötet oder entfernt worden sind oder
- die seuchenkranken und -verdächtigen Schweine sowie deren bis zu 2 Wochen alten Ferkel verendet sind oder getötet oder entfernt worden sind und bei den übrigen Schweinen keine AK-verdächtigen Erscheinungen festgestellt und zwei im Abstand von mindestens 4 Wochen bei allen über 3 Monate alten Schweinen entnommene Blutproben mit negativem Ergebnis auf AK untersucht worden sind und
- die Schlußdesinfektion einschl. der Entwesung (s.o.) nach näherer Anweisung des bTA durchgeführt und von diesem abgenommen worden ist

Übersicht 25 Bekämpfung der Aujeszkyschen Krankheit

8.2.3.3 Bienenseuchen (Bösartige Faulbrut, Milbenseuche, Varroatose)

Rechtsgrundlage: VO zum Schutz gegen Bienenseuchen, Neufassung vom 24.11.1995.

Grundlage der Bekämpfung der Bienenseuchen ist das TierSG, da die Bienen entsprechend der Legaldefinition (s. S. 7) zu den Haustieren zählen. Die bundeseinheitliche Bekämpfung der Bienenseuchen begann mit der VO zum Schutz gegen die Bösartige Faulbrut und Milbenseuche vom 28.4.1964, zuvor war die Bekämpfung landesrechtlich geregelt. Die Bekämpfungsvorschriften sind seitdem vielfach geändert worden, besonders aufgrund der Einschleppung und Verbreitung der Varroatose und der Entwicklung wirksamer Arzneimittel gegen die Milbenseuche und die Varroatose.

In der o.a. VO werden die genannten Bienenseuchen hinsichtlich ihrer staatlichen Bekämpfung unterschiedlich gewichtet: die Bösartige Faulbrut ist als einzige Bienenseuche anzeigepflichtig und wird mit strengen Maßnahmen bekämpft, während bei der Milbenseuche und bei der Varroatose arzneiliche Behandlungen im Vordergrund stehen.

Bienensachverständige: Bei der Bekämpfung von Bienenseuchen haben verschiedene Bundesländer Bienensachverständige amtlich bestellt. Sie stehen den Veterinärämtern für die praktische Arbeit am Bienenstock zur Verfügung und sind an Weisungen gebunden.

1. Bösartige (Amerikanische) Faulbrut

Der Erreger der Bösartigen Faulbrut, Bacillus larvae, bildet Sporen, die ausschließlich die Bienenlarven infizieren. Nach ihrer Auskeimung durchdringen die Bakterien den gesamten Larvenkörper. Die Brut stirbt im Streckmaden- oder Vorpuppenstadium in den gedeckelten Zellen ab. Die Brutzelle verwandelt sich in eine fadenziehende Masse, die zu Schorfen eintrocknet.

Die Bösartige Faulbrut kommt in der gesamten Bundesrepublik, besonders jedoch in Süddeutschland vor und erfordert angesichts ihrer hohen wirtschaftlichen Bedeutung folgende, in der Schutz-VO festgelegte Maßnahmen:

Feststellung der Seuche: Für die amtliche Feststellung ist der Nachweis des Erregers durch mikroskopische (Gramfärbung, Sporenfärbung nach Rakette) oder kulturelle Untersuchung nötig, daneben müssen klinische Erscheinungen in den Bienenvölkern, insbesondere Brutschäden, vorhanden sein.

Maßnahmen nach amtlicher Feststellung der Seuche:
Bestandsperre mit u.a. folgenden Regelungen:

- Beschränkung des Personenverkehrs,
- Bienenvölker, lebende Bienen, Waben, Wachs, Honig, Futtervorräte dürfen nicht von ihrem Standort entfernt werden,
- Bienenvölker und Bienen dürfen nicht in den Bestand verbracht werden.

Tötungsmaßnahmen und Kunstschwarmverfahren: Die zuständige Behörde kann die Tötung der seuchenkranken Bienenvölker oder ihre Behandlung durch ein Kunstschwarmverfahren anordnen.

- Für die Tötung wird man sich entscheiden, wenn der überwiegende Teil der Völker eines Standes verseucht ist. Die Völker werden am besten mit Schwefel-Dioxyd-Dämpfen abgetötet.
- Beim Kunstschwarmverfahren werden die Bienen von den Waben abgekehrt und in eine Schwarmkiste überführt. Nach oder ohne Dunkelarrest (bei dem sich der Bienenschwarm versammeln kann), mit oder ohne Fütterung wird der Schwarm in eine desinfizierte, mit Mittelwänden versehene Beute eingeschlagen. Von den Bienen mitgeschleppte Sporen führen relativ selten zu Neuinfektionen, offenbar ist ihre Zahl so gering, daß sie für einen neuen Krankheitsausbruch nicht ausreicht.

Sperrbezirk: Nach amtlicher Feststellung der Bösartige Faulbrut ist ein Sperrbezirk in einem Umkreis von mindestens 1 km um den Bienenstand zu bilden, für diesen gilt:

- alle Bienenvölker und -stände sind unverzüglich amtstierärztlich zu untersuchen,
- bewegliche Bienenstände dürfen von ihrem Standort nicht entfernt werden,
- Bienenvölker, lebende oder tote Bienen, Waben, Wachs, Honig u.a. dürfen nicht aus den Bienenständen entfernt werden,
- Bienenvölker oder Bienen dürfen nicht in den Sperrbezirk verbracht werden.

2. Milbenseuche (Acarapidose)

Der Erreger, die etwa 0,1 mm große Milbe Acarapis woodi, dringt durch die Stigmen in die Tracheen von ein bis vier Tage alten Bienen ein (meistens das erste Stigmenpaar des Thorax). Die Milben sowie deren Larven und Nymphen ernähren sich von der Hämolymphe der Wirtsbiene, hierzu durchstechen sie die mit Chitin ausgekleidete Tracheenwand. Abgesehen von der direkten Schädigung der Biene durch die Milben, die diskutiert wird und offenbar gering ist, vermutet man als wesentliche Ursache der Schäden bakterielle und virale Sekundärinfektionen. Es handelt sich somit um eine Faktorenseuche.

Bei dieser Seuche sind die Anzeigepflicht und die meisten Bekämpfungsvorschriften aufgehoben worden, geblieben ist ein Behandlungsgebot. Ist ein Bienenstand von der Milbenseuche befallen, so hat der Besitzer alle Bienenvölker des Bienenstandes zu behandeln, die Behandlung kann auch für alle Bienenstände eines bestimmten Gebietes angeordnet werden. Die Behandlung erfolgt mit akarizid wirksamen Medikamenten. Der Begriff Behandlung umfaßt auch biotechnische und pflegerische Maßnahmen.

3. Varroatose

Der Erreger, Varroa jacobsoni, wurde 1977 erstmalig in der Bundesrepublik festgestellt und hat seitdem eine weite Verbreitung erfahren. Ursprünglich ist er ein Parasit der Indischen Biene mit einer Verbreitung in ganz Asien, nach Deutschland wurde er vermutlich mit der Einfuhr von Bienen eingeschleppt. Für die Biene ist er ein stechender Ektoparasit, der von der Hämolymphe lebt. Die Reproduktion der Varroamilbe erfolgt bevorzugt in der Drohnenbrut. Klinische Symptome treten bei den Bienenvölkern meistens erst im 3. bis 4. Befallsjahr auf: durchlöcherte

Zelldeckel, lückenhafte Brut, abgestorbene Larven und Puppen. Zur Diagnose dient die Gemülluntersuchung, bei gründlicher Untersuchung lassen sich die abgefallenen Milben sicher nachweisen.

Die Bekämpfung der Varroatose erfolgt ähnlich wie bei der Milbenseuche. Auch bei dieser Seuche wurden die Bestimmungen über Anzeigepflicht und Sperrmaßnahmen aufgehoben. Im Mittelpunkt der Bekämpfung steht die Behandlung mit akariziden Mitteln, nach der Schutz-VO hat der Besitzer befallener Stände eine jährliche Behandlung durchzuführen, die zuständige Behörde kann auch die Behandlung aller Bienenvölker eines bestimmten Gebietes anordnen.

8.2.3.4 Bovine Herpesvirus Typ 1-Infektion

Rechtsgrundlage: VO zum Schutz der Rinder vor einer Infektion mit dem Bovinen Herpesvirus-Typ 1 (BHV1-VO) vom 5.12.1997.

Die BHV1-Infektion umfaßt klinisch folgende Krankheitsbilder: Infektiöse Rhinotracheitis (IBR), Infektiöse Pustulöse Vulvovaginitis (IPV), Infektiöse Balanoposthitis (IBP), sämtliche Formen unterliegen der Anzeigepflicht (VO vom 13.3.1997).

Die IPV und die IBP konnten bisher beim Auftreten von Zuchtschäden auf der Grundlage der VO zur Bekämpfung von Deckinfektionen (s. S. 95) staatlich bekämpft werden, die wirtschaftlich viel bedeutenderer IBR war jedoch in das staatliche Bekämpfungsprogramm nicht einbezogen. Dies geschieht nun erstmals mit der o.a. VO.

Bei der Bekämpfung der IBR bestanden bisher von den Bundesländern getragene freiwillige Bekämpfungsprogramme auf der Grundlage der Leitlinie des BML vom 4.1.1990, die aber bisher zu keiner entscheidenden Verbesserung der Seuchensituation geführt haben. Die Notwendigkeit einer Regulierung des Handels mit seuchenfreien Tieren sowie erster Grundlagen einer staatlichen Bekämpfung ergeben sich aus folgenden Gründen:

- Es ist in Zukunft mit wachsenden Handelsrestriktionen zu rechnen. Nachdem Mitgliedstaaten der EG den Status eines BHV1-freien Landes (Dänemark, Finnland) oder EG-anerkannte Sanierungsprogramme (Österreich, Schweden) besitzen, können sie beim Verbringen von Zucht- und Nutzrindern besondere gesundheitliche Anforderungen stellen.
- Die ökonomischen Verluste durch die Infektion haben keinesfalls eine als unerheblich einzuschätzende Bedeutung (Begr.).

Das eingeleitete staatliche Bekämpfungsverfahren hat als Endziel die Tilgung der Seuche. Dabei soll in ähnlicher Weise wie bei der Bekämpfung der AK ein wirtschaftlich verträgliches Verfahren angewendet werden, das die Verbreitung der Seuche verhindert, freie Bestände vor Neuinfektionen schützt und insbesondere über die Impfung zu einer allmählichen Sanierung der Rinderbestände führt.

Vorschriften der VO

Begriffsbestimmungen

Diagnose (§ 1 Abs. 1): Eine BHV1-Infektion liegt vor, wenn sie
- virologisch oder

- klinisch und serologisch

festgestellt worden ist.

Definition der Seuchenfreiheit (§ 1 Abs. 2): Der Definition des BHV1-freien Rinderbestandes und des BHV1-freien Rindes bedarf es im Zusammenhang mit den Einschränkungen beim Verbringen von Rindern (§ 3, s.u.).

BHV1-freier Rinderbestand: das ist
(1.) ein Bestand mit Zucht- und Nutzrindern, der die Voraussetzungen der Anlage 1 zur VO erfüllt, u.a.:
- er muß frei sein von klinischen Erscheinungen,
- es dürfen bei einer zweimaligen blutserologischen Untersuchung aller über 9 Monate alter Rinder keine Antikörper gegen das Feldvirus nachgewiesen werden oder

(2.) ein Bestand, der in einem Mitgliedstaat oder einem Teil eines Mitgliedstaates liegt, der nach einer Entscheidung der EG als BHV1-frei gilt.

BHV1-freies Rind: Ein solches Rind kann stammen aus:
- einem BHV1-freien Rinderbestand,
- aus einem unter ausreichendem Impfschutz stehenden Rinderbestand, dabei sind die Rinder ab einem Alter von 15 Monaten zu impfen (Grundimmunisierung und Nachimpfung), der Bestand muß regelmäßig auf eine Feldvirusinfektion überprüft werden.

Das in einen anderen Bestand einzustellende Rind muß selbst mit negativem Ergebnis auf Antikörper gegen das gE-Glykoprotein untersucht worden sein, das gilt nicht für unter 9 Monate alte Rinder, die noch maternale Antikörper besitzen können.

Ein BHV1-freies Rind kann auch aus irgendeinem Bestand kommen, wenn es mindestens 4 Wochen abgesondert war (im abgebenden oder aufnehmenden Bestand) und serologisch negativ gegen das Feldvirus reagiert hat.

Allgemeine Schutzmaßregeln

Impfstoffe und Impfungen (§ 2): Es dürfen nur Impfstoffe angewendet werden, bei deren Herstellung Virusstämme benutzt werden, die
- eine Deletion des Glykoprotein-E-Gens aufweisen (Markervakzine) und nicht zur Bildung von gE-Antikörpern führen oder
- keine Deletion aufweisen, sie dürfen nur in Beständen angewendet werden, in denen die Rinder ausschließlich gemästet und zur Schlachtung abgegeben werden.

Die Entwicklung einer Markervakzine hat die Bekämpfungsmöglichkeiten bei der BHV1-Infektion wesentlich verbessert, weil damit die Unterscheidung von Infektions- und Impftitern möglich geworden ist und die Impfung zur Bestandssanierung eingesetzt werden kann. Abhängig vom Verseuchungsgrad kann eine Teil- oder Gesamtbestandsimpfung durchgeführt werden. In stark verseuchten Beständen sollte gleich der gesamte Bestand mit dem Markerimpfstoff geimpft werden. Dadurch wird die Bestandszirkulation des Feldvirus, ausgehend von Virusausscheidern im Bestand, deutlich reduziert und das Ansteckungsrisiko der BHV1-freien Rinder vermindert. Begleitende serologische Untersuchungen auf gE-Antikörper gestatten die Unterscheidung von infizierten und geimpften Rindern und damit die gezielte Ausmerzung der ersteren.

Verhütung der Seuchenausbreitung (§ 3): Rinder dürfen in einen BHV1-freien Bestand verbracht oder eingestellt werden, wenn sie von einer entsprechenden amtstierärztlichen Bescheinigung begleitet sind (Ausnahmen für Mastrinder unter bestimmten Auflagen). Die amtstierärztlichen Bescheinigungen über die BHV1-Freiheit eines Bestandes bzw. eines Rindes sind der VO als Muster angefügt.

Besondere Schutzmaßregeln (§§ 4–6): Nach amtlicher Feststellung der Seuche kann die Behörde u.a. anordnen, daß

- alle Rinder unverzüglich zu impfen sind,
- Rinder nur mit behördlicher Genehmigung in den Bestand oder aus dem Bestand und zwar zur unmittelbaren Schlachtung oder nach Impfung zum Zwecke der Ausmästung in einen nicht BHV1-freien Bestand verbracht werden dürfen,
- Rinder nur von BHV1-freien Bullen gedeckt oder besamt werden dürfen.

Aufhebung der Schutzmaßregeln (§ 7): Die BHV1-Infektion gilt als erloschen, wenn

- alle Rinder verendet sind oder entfernt worden sind und die Desinfektion und die Schadnagerbekämpfung durchgeführt worden sind oder
- die infizierten Rinder verendet oder entfernt worden sind, die übrigen Rinder keine klinischen Erscheinungen zeigen und bei 2 blutserologischen Untersuchungen keine Antikörper gegen das gE-Glykoprotein nachgewiesen wurden oder
- die infizierten Rinder verendet oder entfernt worden sind oder keine auf BHV1-Infektion hinweisende Erscheinungen mehr zeigen und alle Rinder gegen die BHV1-Infektion geimpft worden sind und innerhalb von 40 Tagen keine klinischen Erscheinungen zeigen.

8.2.3.5 Brucellose der Rinder, Schweine, Schafe und Ziegen

Rechtsgrundlage: VO zum Schutze gegen die Brucellose der Rinder, Schweine, Schafe und Ziegen, Neufassung vom 28.10.1993.

1. Rinderbrucellose

Ätiologie: Brucella (Br.) abortus (es kann gelegentlich zu Kreuzinfektionen mit den anderen Brucellenarten kommen).

Die Rinderbrucellose war nach dem Kriege in Deutschland stark verbreitet. Ihre Bekämpfung mit dem Ziel der Tilgung erfolgte zunächst durch von den Ländern getragene freiwillige Bekämpfungsverfahren. Diesen konnten die Rinderhalter freiwillig beitreten, mußten dann aber bestimmte Maßregeln einhalten (z.B. Absonderung und letztlich Ausmerzung infizierter Tiere), dafür wurden Ausmerzungsbeihilfen gewährt. Nachdem Betriebe zunehmend von der Brucellose saniert worden waren, wurden zu deren Schutz vor Neuinfektionen Schutzgebiete nach § 17a TierSG eingeführt (s. S. 41), die immer weiter ausgedehnt wurden, so daß ganze Bundesländer und letztlich die Bundesrepublik als Schutzgebiet aufgefaßt werden können. Nachdem die Brucellosesanierung auf diesem Wege fortgeschritten war, wurde 1965 die erste Bundes-VO, die schon die RL 64/432/EWG berücksichtigte (z. B. Anerkennung brucellosefreier Rinderbestände), erlassen, danach konnte die zuständige Behörde die Tötung kranker oder verdächtiger Rinder anordnen, wenn dies zur Verhütung der Weiterverbreitung der Brucellose erforderlich war. Bei der Fortentwicklung der Bekämpfungsmaßnahmen wurde die Anordnung der Tötung als eine Kann-Vorschrift für seuchenkranke Rinder in eine Mußvorschrift verwandelt. Insgesamt haben die Bekämpfungsmaßnahmen zur Brucellosefreiheit in Deutschland geführt, auch wenn immer wieder Einzelinfektionen, meistens bedingt durch die Einfuhr infizierter Rinder, auftreten.

2. Schweinebrucellose

Ätiologie: Br. suis (hauptsächlich Br. suis Biotyp 2, der relativ wenig menschenpathogen ist).

Die Schweinebrucellose nimmt eine epidemiologische Sonderstellung ein, indem sie nicht nur haustiergebunden, sondern in Form einer Naturherdinfektion auch bei Hasen auftritt. Es handelt sich somit um eine endemische Infektion, die allerdings relativ selten und oft regional gebunden auftritt. Ihre endgültige Tilgung ist aufgrund ihrer Bindung an die Haseninfektion nicht zu erwarten.

3. Schaf- und Ziegenbrucellose

Ätiologie: Br. melitensis und Br. ovis (Schaf).

Die klassische Schaf- und Ziegenbrucellose (Infektion mit Br. melitensis) ist in Deutschland nicht heimisch, sondern, soweit dies Europa betrifft, in den mediterranen Ländern. Ihr wiederholtes Auftreten geht auf Einschleppungen aus dem Ausland zurück, nach ihrer Einschleppung kann sie dann im Inland mit dem Tierverkehr beachtlich verbreitet werden. Das Auftreten der Schafbrucellose wird oft verspätet erkannt, erster Indikator für ihr Vorkommen sind oft menschliche Erkrankungen.

Die Br. ovis-Infektion ist eine besondere Form der Schafbrucellose, die sich klinisch bevorzugt als Nebenhodenentzündung zeigt, Verlammen ist möglich, sie tritt in Deutschland vereinzelt auf. Ob diese Infektion anzeige- und damit bekämpfungspflichtig ist, ist fraglich, zumal der Erreger auf den Menschen nicht übertragbar ist, das Infektionsgeschehen keine besondere wirtschaftliche Bedeutung besitzt und die Anerkennung Deutschlands als schafbrucellosefrei sich auf die Br. melitensis-Infektion bezieht.

Die **Bekämpfung der Tierbrucellose** nach den geltenden Vorschriften besitzt zwei Schwerpunkte, nämlich:
- Kontrolle der Brucellosefreiheit,
- Bekämpfung entstandener Seuchenausbrüche.

Kontrolle der Brucellosefreiheit

Zur Kontrolle der Brucellosefreiheit und zur Aufrechterhaltung der amtlichen Anerkennung als brucellosefreier Rinderbestand schreibt die VO regelmäßige Kontrolluntersuchungen vor. Über 12 Monate alte Rinder sind im Abstand von 2

Jahren durch eine Blutuntersuchung oder in Beständen, die zu mindestens 30% aus Milchkühen bestehen, jährlich durch 2 im Abstand von mindestens 3 Monaten entnommene Einzelgemelk-, Kannenmilch- oder Tankmilchproben zu untersuchen. In Deutschland ist in Abhängigkeit von der Seuchensituation das Untersuchungsalter auf 24 Monate und der Untersuchungsturnus auf 3 Jahre heraufgesetzt (Entscheidung 80/775/EWG der Kommission). Die bei der Untersuchung anzuwendenden Methoden sind in der Anlage C zur RL 64/432/EWG festgelegt, z. B. Blutserumagglutination, KBR, Milch-Ringtest, nach der Anlage G kann Milch im ELISA gleichzeitig auf Brucellose und Leukose untersucht werden, diese Methode ist aufgrund ihrer Praktikabilität weitgehend eingeführt. Ähnlich zu den Untersuchungen bei der Rinderbrucellose sind entsprechende Blutuntersuchungen auch bei Schafen durchzuführen, um die EG-Anerkennung Deutschlands als brucellosefrei aufrechtzuerhalten (Stichprobenuntersuchung).

Bekämpfung von Seuchenausbrüchen

Kommt es zu einem Ausbruch der Brucellose bei den genannten Tierarten, ist es das Ziel der Bekämpfungsmaßnahmen, den entstandenen Infektionsherd durch

Seuchenfeststellung durch bakteriologische oder serologische Untersuchung
Sperre des Gehöftes/Standortes
Öffentliche Bekanntmachung des Seuchenausbruchs, Kennzeichnung des Bestandes, z. B. „Rinderbrucellose, unbefugter Zutritt verboten", Absonderung der kranken und seuchenverdächtigen Tiere, Verbringungsverbot von Tieren aus oder in den Bestand, Erhitzungsgebot für Milch, Deck- und Besamungsverbot, Beschränkung des Personenverkehrs, Desinfektionsmaßnahmen
Tötungsanordnungen
Rinderbrucellose: seuchenkranke Rinder müssen, verdächtige können getötet werden, Schweinebrucellose: seuchenkranke und -verdächtige Schweine müssen, ansteckungsverdächtige können getötet werden, Schaf-, Ziegenbrucellose: seuchenkranke und -verdächtige Tiere müssen ohne Blutentziehung, ansteckungsverdächtige können getötet werden
Aufhebung der Schutzmaßregeln
Rinderbrucellose: wenn entweder alle Rinder getötet oder entfernt worden sind oder bei den im Bestand verbliebenen, über 12 Monate alten Rindern 2 im Abstand von 3 Monaten entnommene Blutproben und bei den milchgebenden Rindern 2 zugleich entnommene Milchproben serologisch mit negativem Ergebnis untersucht worden sind und brucelloseverdächtige Symptome nicht aufgetreten sind und die Schlußdesinfektion durchgeführt wurde
Anerkennung von Beständen als brucellosefrei
Rinderbrucellose: wenn die o.a., serologischen Untersuchungen mit negativem Ergebnis durchgeführt worden sind und seit 6 Monaten keine klinischen Erscheinungen aufgetreten sind oder der Bestand nur mit Rindern aus anerkannten Beständen aufgebaut worden ist, Schweinebrucellose: der Bestand gilt als brucellosefrei, wenn seit mindestens 1 Jahr keine Brucellose oder Brucelloseverdacht festgestellt wurde

Übersicht 26 Bekämpfung der Brucellose

Tötung der Tiere/des Bestandes zu beseitigen bei gleichzeitigen Sperrmaßnahmen, um eine Verbreitung des Erregers zu verhüten. Voraussetzung für dieses Vorgehen ist die Möglichkeit einer sicheren serologischen Erkennung der infizierten Tiere. Um dies zu gewährleisten, sind **Impfungen verboten**, da diese zu Impftitern führen können, die dann von Infektionstitern nicht zu unterscheiden sind. Ebenso sind Heilversuche verboten, eine antimikrobielle Therapie kann die Infektion nicht sicher beseitigen.

Die Bekämpfung von Seuchenausbrüchen bei Rindern, Schweinen, Schafen und Ziegen wird in der VO in jeweils getrennten Abschnitten abgehandelt, da sie jedoch sinngemäß weitgehend übereinstimmen, werden sie in der Übersicht 26 zusammengefaßt. Die Vorschriften können auch auf die Bekämpfung der Brucellose bei anderen Haustieren übertragen werden.

8.2.3.6 Deckinfektionen des Rindes

Rechtsgrundlage: VO zum Schutz gegen übertragbare Deckinfektionen des Rindes (Rinder-Deckinfektionen-VO vom 3.6.1975).

Nach § 1 der Schutz-VO sind Deckinfektionen die durch den Deckakt oder die künstliche Besamung übertragbaren Geschlechtskrankheiten des Rindes. Die Definition des Begriffes Deckinfektion ist also grundsätzlich nicht gebunden an eine bestimmte Ätiologie, letztlich können mit dieser VO alle Deckinfektionen bekämpft werden, die beim Rind Zuchtschäden verursachen. Ein staatliches Eingreifen und die Anwendung dieser Schutz-VO kann also mit dem volkswirtschaftlichen Schaden und mit dem eventuell nicht ausreichenden Eigenschutz des Tierbesitzers begründet werden.

Hinsichtlich ihrer praktischen Bedeutung stehen jedoch die Trichomoniasis und die Campylobacteriosis genitalis im Vordergrund. Im Abschnitt Schutzmaßregeln der VO befaßt sich daher der Unterabschnitt A (§§ 2–10) ausdrücklich und ausschließlich mit der Trichomonaden- und Campylobacterseuche, nach Unterabschnitt B (§ 11) können diese Schutzmaßregeln auch auf andere Deckinfektionen übertragen werden.

Trichomoniasis genitalis: Infektion mit Tritrichomonas foetus, diese Infektion kommt in Deutschland nicht mehr vor.

Campylobacteriosis genitalis: Infektion mit Campylobacter fetus subsp. venerealis. In der Schutz-VO werden die Bezeichnungen Vibrionenseuche und Vibrio fetus venerealis benutzt, die nicht mehr der gültigen Nomenklatur entsprechen. Unter den verschiedenen auf den Geschlechtsschleimhäuten des Rindes vorkommenden Campylobacterarten wird nur Campylobacter fetus subsp. venerealis vorwiegend venerisch übertragen, nur bei dieser Infektion handelt es sich um eine Deckinfektion im Sinne der VO. Die Seuche trat in den letzten Jahren in Deutschland nur vereinzelt auf. Wirtschaftlich erhebliche Folgen wurden besonders beim Einsatz infizierter Bullen in Deckringen beobachtet, eine Abkehr von der Besamung kann deswegen zu einer Zunahme der Campylobacter-Infektion führen. Grundsätzlich kann die Infektion aber auch durch die Besamung übertragen werden, da in Besamungsstationen chronisch-latente Infektionen bestehen können. Die Bekämpfungsmaßnahmen bei den Deckinfektionen sind in der Übersicht 27 dargestellt.

Seuchenfeststellung
Seuchenausbruch: Nachweis des Erregers in den Geschlechtsorganen, in den Eihäuten einer abgestoßenen Frucht, im Vaginalschleim, im Gebärmutterausfluß oder im Samen, Präputialspülflüssigkeit oder einer Spülprobe von der Innenwand einer künstlichen Scheide.
Seuchenverdacht: Verkalben, mehrmaliges Umrindern, sonstige klinische Erscheinungen, Fruchtbarkeitsstörungen, wenn bei einem Deck- oder Besamungsbullen oder bei Rindern, die von einem solchen Bullen gedeckt oder besamt worden sind, verdächtige Erscheinungen auftreten.
Sperrmaßnahmen
Untersuchungszwang für alle Rinder des Bestandes, Bestandssperre: • kranke und seuchenverdächtige Rinder dürfen nicht für die Zucht benutzt werden, • Rinder dürfen nur von Tierärzten besamt werden (Ausnahmen möglich), • Rinder dürfen aus dem Bestand nicht entfernt werden, • ausgestoßene, abgestorbene Früchte, totgeborene Kälber, Nachgeburten müssen unschädlich beseitigt werden
Behandlungsgebot
Es kann angeordnet werden, daß der Besitzer eines seuchenkranken oder -verdächtigen Bestandes seine Rinder durch einen Tierarzt behandeln zu lassen hat
Aufhebung der Schutzmaßregeln
Die Deckinfektion gilt als erloschen, wenn • alles seuchenkranken und -verdächtigen Rinder entfernt worden sind oder, sofern sie im Bestand verblieben sind, sich als unverdächtig erwiesen haben (klinisch und nach mehrmaliger mikrobiologischer Untersuchung z. B. von Vaginal-, Präputialspülproben, Samenproben) und • sich die ansteckungsverdächtigen Rinder entweder ebenfalls klinisch und nach mikrobiologischen Untersuchungen als unverdächtig erwiesen haben oder im Bestand mindestens 2 Jahre ausschließlich besamt wurden

Übersicht 27 Bekämpfung der Deckinfektionen

8.2.3.7 Enzootische Leukose der Rinder

Rechtsgrundlage. VO zum Schutz gegen die Leukose der Rinder (Rinder-Leukose-VO), Bekanntmachung der Neufassung vom 13.3.1997.

Die Bekämpfungsvorschriften der VO betreffen ausschließlich die Enzootische Rinderleukose, nicht aber andere leukotische Erkrankungen (Jungtierleukose, sporadische Hautleukose, Thymusleukose).

Ziel der Bekämpfungsmaßnahmen ist die Tilgung der Seuche, die praktisch erreicht wurde.

Die VO enthält Vorschriften über die Anerkennung von sanierten Beständen als leukoseunverdächtig und über die Aufrechterhaltung dieses Status.

- Ein Rinderbestand wird leukoseunverdächtig, wenn innerhalb eines Jahres 2 blutserologische Untersuchungen aller über ein Jahr alter Rinder keine positiven oder wiederholt zweifelhaften Befunde erbracht haben, in Beständen, die mindestens zu 30% aus Milchkühen bestehen, können serologische Untersuchungen der Bestandsmilch durchgeführt werden (ELISA).
- Der einmal erreichte Status eines leukoseunverdächtigen Bestandes muß durch regelmäßige serologische Milch- oder Blutuntersuchungen kontrolliert werden.
- Zur Verhinderung von Seuchenverschleppungen durch lebende Rinder beim Handel dürfen Zucht- und Nutzrinder in einen Rinderbestand oder auf Vieh-

märkte oder ähnliche Veranstaltungen nur verbracht werden, wenn sie aus einem leukoseunverdächtigen Rinderbestand stammen.

Die bei einem Leukoseausbruch anzuwendenden Bekämpfungsmaßnahmen sind in der Übersicht 28 zusammengestellt.

Seuchenfeststellung
Seuchenausbruch: positives blut- oder milchserologisches Untersuchungsergebnis bei einem über 6 Monate alten Rind,   Seuchenverdacht: zwei im Abstand von 4–6 Wochen erhobene zweifelhafte serologische Untersuchungsergebnisse bei einem über 6 Monate alten Rind oder wenn bei einem Rind klinisch oder pathologisch-anatomisch leukotische Tumoren oder Infiltrationen festgestellt worden sind
Vorschriften für den verseuchten Bestand
Nach Feststellung des Seuchenausbruchs oder des Seuchenverdachts gelten u.a. folgende Vorschriften: Bestandssperre: • Rinder sind so abzusondern, daß sie mit Rindern anderer Besitzer nicht in Berührung kommen, Rinder mit Tumoren oder positiven oder wiederholt zweifelhaften serologischen Reaktionen sind von den anderen Rindern des Bestandes abzusondern   • Rinder dürfen nur mit Genehmigung und zur sofortigen Schlachtung aus dem Bestand entfernt werden, ebenso dürfen sie nur mit Genehmigung eingestellt werden,   • Milch von seuchenkranken oder -verdächtigen Rindern muß erhitzt werden
Tötungsanordnung
Die Tötung muß angeordnet werden bei Rindern mit leukotischen Tumoren oder einem positiven serologischen Befund, sie kann angeordnet werden bei Rindern mit wiederholt zweifelhaften serologischen Befunden oder bei ansteckungsverdächtigen Rindern, wenn dies aus Gründen der Seuchenbekämpfung erforderlich ist
Aufhebung der Schutzmaßregeln
Die Leukose gilt als erloschen, wenn   • alle Rinder des Bestandes verendet sind, oder getötet oder entfernt wurden,   • Rinder mit leukotischen Tumoren oder mit positiven oder wiederholt zweifelhaften serologischen Befunden verendet sind, entfernt oder getötet worden sind und bei den im Bestand verbliebenen über 6 Monate alten Rindern mindestens 3 serologische Untersuchungen keine positiven oder wiederholt zweifelhaften Befunde ergeben haben   • die Schlußdesinfektion durchgeführt wurde

Übersicht 28 Bekämpfung der Enzootischen Leukose der Rinder

8.2.3.8 Fischseuchen

Rechtsgrundlage: VO zum Schutz gegen Süßwasserfisch-Seuchen, Muschelkrankheiten und zur Schaffung seuchenfreier Fischhaltungsbetriebe und Gebiete, Neufassung vom 17.8.1998 (Fischseuchen-VO);

diese VO setzt die nachstehenden Vorschriften der EG in nationales Recht um:

RL 91/67/EWG betreffend die tierseuchenrechtlichen Vorschriften für die Vermarktung von Tieren und anderen Erzeugnissen der Aquakultur (Aquakultur-RL), sie behandelt insbesondere die Erfassung von Fischhaltungsbetrieben, den Transport von Süßwasserfischen, Zulassung von Betrieben und Gebieten als frei von bestimmten Seuchen,

RL 93/53/EWG zur Festlegung von Mindestmaßnahmen der Gemeinschaft zur Bekämpfung bestimmter Fischseuchen.

Die gesetzlichen Grundlagen zur Bekämpfung von Fischseuchen wurden mit der Änderung des TierSG vom 28.3.1980 geschaffen, indem verschiedene Paragraphen geändert oder ergänzt wurden (vergl. hierzu die Erweiterung des Anwendungsbereiches des TierSG durch die Änderung des § 1 TierSG, s. S. 7), dies betrifft insbesondere die §§ 17 Abs. 3, 17a, 17b, 19, 20 TierSG. Damit sind grundsätzlich sowohl die Maßregeln des TierSG zur Bekämpfung der Allgemeinen als auch der Besonderen Seuchengefahr bei Fischseuchen anwendbar. Dementsprechend enthält die o.a. Fischseuchen-VO Maßregeln gegen beide Formen der Seuchengefahr.

Allgemeine Vorschriften

Erfassung von Fischhaltungsbetrieben und Führung von Registern (§ 2): Wer einen Fischhaltungsbetrieb unterhält (Einrichtung zur Zucht oder Haltung von Süßwasserfischen zum Zwecke der Vermarktung), hat

- dies der zuständigen Behörde anzuzeigen,
- (sofern für ISA, IHN, VHS empfängliche Fische gehalten werden) ein Register über Zu- und Abgänge von Fischen sowie über die Mortalität zu führen.

Transport: Süßwasserfische dürfen nur in wasserdichten und verschlossenen Fahrzeugen oder Behältnissen, die leicht zu reinigen und zu desinfizieren sind, transportiert werden.

Abfälle: müssen so behandelt und beseitigt werden, daß Seuchenerreger nicht verschleppt werden können.

Untersuchung: Der Betreiber eines Fischhaltungsbetriebes hat seinen Bestand als Eigenkontrolle mindestens einmal jährlich tierärztlich und virologisch untersuchen zu lassen (Probeentnahmen und Art der virologischen Untersuchung sind in einer Anlage zur VO geregelt). Dadurch sollen infizierte Bestände möglichst früh erkannt werden, um erforderliche Bekämpfungsmaßnahmen einleiten zu können.

Desinfektion: Einrichtungen zur Haltung von Fischen sowie die dabei benutzten Gegenstände müssen regelmäßig desinfiziert werden, z. B. nach jedem Abfischen, jeder Bebrütungsperiode oder (bei Geräten) nach jeder Benutzung.

ISA Infektiöse Anämie der Lachse	IHN Infektiöse Hämatopoetische Nekrose	VHS Virale Hämorrhagische Septikämie
Virus	Rhabdovirus	Rhabdovirus
Atlantischer Lachs	Salmoniden Hecht	Salmoniden Äsche Maräne Hecht Steinbutt
norwegische, schottische, englische Gewässer	ursprünglich westküste Nordamerikas, Verschleppung nach Europa einschl. Deutschlands	Kontinentaleuropa
nicht anzeigepflichtig	anzeigepflichtig	anzeigepflichtig

Übersicht 29 Bekämpfungspflichtige Fischseuchen

Bekämpfung der ISA

Die Maßnahmen der Bekämpfung der ISA sind strenger als die gegen INH und VHS. Nach amtlicher Feststellung der ISA oder des Verdachts hat die zuständige Behörde die Tötung und unschädliche Beseitigung anzuordnen, alternativ ist für ansteckungsverdächtige Fische die Schlachtung unter Auflagen möglich.

Bekämpfung der INH und VHS

Beide Seuchen müssen staatlich bekämpft werden, es bestehen jedoch Unterschiede, ob sie in nicht zugelassenen oder zugelassenen Fischhaltungsbetrieben bzw. Gebieten festgestellt werden.

Fischhaltungsbetriebe bzw. Gebiete (z. B. Wassereinzugsgebiete, die von den Quellen der Wasserläufe bis zum Meer oder einem natürlichen oder künstlichen Hindernis, das eine Stromaufwärtsbewegung der Fische verhindert, reichen) können von der zuständigen Behörde zugelassen werden, wenn sie bestimmte Anforderungen erfüllen, insbesondere, wenn sie frei von den genannten Seuchen sind und diesen Status durch Kontrolluntersuchungen aufrechterhalten.

In beiden Fällen ist der Seuchenherd zu beseitigen, indem die seuchenkranken und -verdächtigen Fische getötet und unschädlich beseitigt werden. Klinisch gesunde ansteckungsverdächtige Fische dürfen mit behördlicher Genehmigung in einen anderen Bestand mit gleichem Seuchenstatus verbracht oder ausgemästet oder mit Auflagen zur Schlachtung abgegeben werden. Zusätzlich muß bei zugelassenen Betrieben bzw. Gebieten die Zulassung ausgesetzt (bei Verdacht) oder widerrufen werden (bei amtlicher Feststellung).

8.2.3.9 Geflügelpest und Newcastle Krankheit (ND)

Rechtsgrundlagen: VO zum Schutz gegen die Geflügelpest und Newcastle Krankheit (Geflügelpest-VO), Neufassung vom 21.12.1994, RL 92/40/EWG: Gemeinschaftsmaßnahmen gegen die Geflügelpest, RL 90/66/EWG. Gemeinschaftsmaßnahmen gegen die ND.

Geflügelpest: Klassische Geflügelpest oder Lombardische Geflügelpest, Influenzavirus-Infektion, hochkontagiöse, septikämisch verlaufende Infektion der Hühnervögel, Tauben und des Wassergeflügels, in Deutschland ohne wirtschaftliche Bedeutung, da sie z. Zt. nicht auftritt.

ND: Atypische Geflügelpest, Paramyxovirus-Infektion, hochkontagiöse Infektionskrankheit der Hühner und zahlreicher anderer Haus- und Wildvogelarten mit hoher wirtschaftlicher Bedeutung.

Allgemeine Vorschriften der VO

Definition: Geflügel im Sinne der VO sind Enten, Gänse, Fasane, Hühner, Perlhühner, Rebhühner, Tauben, Truthühner und Wachteln, die zur Zucht oder zur Erzeugung von Fleisch oder Konsumeiern oder zur Aufstockung des Wildbestandes gehalten werden.

Impfungen: Entsprechend der unterschiedlichen Bedeutung der Geflügelpest und der ND für Deutschland bestehen bezüglich der Anwendung von Schutzimpfungen grundsätzliche Unterschiede.

Seuchenfeststellung
Seuchenausbruch: virologisch; bei Sekundärausbrüchen klinisch und pathologisch-anatomisch Seuchenverdacht: wenn das Ergebnis der virologischen oder klinischen und pathologisch-anatomischen Untersuchung den Ausbruch befürchten läßt
Vorschriften für den verseuchten Bestand
Öffentliche Bekanntmachung des Seuchenausbruchs, Gehöftsperre, u.a.: • Absonderung des Geflügels im Bestand, • Geflügel darf nur mit behördlicher Genehmigung in oder aus dem Gehöft verbracht werden, die Entfernung ist nur zur sofortigen Tötung zulässig, • geschlachtetes ansteckungsverdächtiges Geflügel darf nur gekocht oder gedünstet verwertet werden, • anderes geschlachtetes, sonst getötetes oder verendetes Geflügel ist unschädlich zu beseitigen, • Desinfektionsvorschriften für Fahrzeuge, Geräte, Gegenstände; an Ein- und Ausgängen des Gehöftes und der Stallungen sind Desinfektionsmatten auszulegen, • Beschränkung des Personenverkehrs
Tötungsanordnung
Ist der Seuchenausbruch amtlich festgestellt, ordnet die zuständige Behörde die Tötung und unschädliche Beseitigung des Geflügels und die unschädliche Beseitigung der Eier an, bei Seuchenverdacht können diese Maßnahmen angeordnet werden
Sperrmaßnahmen
Sperrbezirk: Radius mindestens 3 km, für 21 Tage gilt u.a.: • Geflügel ist in geschlossenen Ställen abzusondern, • Geflügel und Bruteier dürfen aus einem Bestand nicht verbracht werden, • Geflügelausstellungen, Geflügelmärkte und ähnliche Veranstaltungen dürfen nicht durchgeführt werden Beobachtungsgebiet: Radius zusammen mit Sperrbezirk mindestens 10 km, für 30 Tage gilt u.a.: • Bruteier dürfen nicht aus dem Beobachtungsgebiet verbracht werden, ebenso Dung und flüssige Stallabgänge, • für die ersten 15 Tage darf Geflügel nicht aus dem Beobachtungsgebiet entfernt werden
Maßnahmen bei Ansteckungsverdacht
nach amtlicher Feststellung des Seuchenausbruchs hat die Behörde epidemiologische Nachforschungen anzustellen und unterstellt Betriebe, aus denen die Seuche verschleppt oder in welche sie bereits weiterverschleppt worden sein kann, der Beobachtung. Geflügel darf aus solchen Beständen 7 Tage nicht verbracht werden. es kann auch die Tötung des ansteckungsverdächtigen Geflügels angeordnet werden, wenn dies aus Gründen der Seuchenbekämpfung erforderlich ist
Aufhebung der Schutzmaßregeln
die jeweilige Seuche gilt als erloschen, wenn • das Geflügel des Bestandes verendet oder getötet und unschädlich beseitigt worden ist, • die Schlußdesinfektion durchgeführt wurde, • seit Abnahme der Desinfektion 30 Tage vergangen sind

Übersicht 30 Bekämpfungsmaßnahmen bei Geflügelpest und Newcastle Krankheit

Geflügelpest: Da diese Seuche in Deutschland nicht vorkommt, sind die Bekämpfungsmaßnahmen bei einer eventuellen Einschleppung auf die schnellstmögliche Seuchentilgung durch Tötung der infizierten Bestände ausgerichtet. Daher sind Impfungen gegen die Geflügelpest nach § 5 verboten.

ND: Die annähernde Seuchenfreiheit Deutschlands kann nur durch regelmäßige prophylaktische Schutzimpfungen aufrechterhalten werden, daher hat nach § 7 der Besitzer eines Hühner- oder eines Truthuhnbestandes seine Tiere durch einen

Tierarzt gegen ND impfen zu lassen. Die Impfung ist in solchen Abständen zu wiederholen, daß im gesamten Bestand eine ausreichende Immunität vorhanden ist (die kann durch serologische Untersuchungen kontrolliert werden).

Bescheinigungen im Tierverkehr: Hühner oder Truthühner dürfen in einen Geflügelbestand, auf Geflügelmärkte-, -schauen, -ausstellungen oder ähnliche Veranstaltungen nur verbracht werden, wenn durch eine tierärztliche Bescheinigung die regelmäßige Impfung des Herkunftsbestandes nachgewiesen wird.

Besondere Vorschriften der VO

Die wichtigsten Vorschriften, die bei einem Seuchenausbruch durchzuführen sind, sind in der Übersicht 30 zusammengefaßt.

8.2.3.10 Maul- und Klauenseuche (MKS)

Rechtsgrundlagen: VO zum Schutz gegen die MKS, Neufassung vom 1.2.1994, RL 85/511/EWG Maßnahmen der Gemeinschaft zur Bekämpfung der MSK, Entscheidung 91/666/EWG über die Bildung gemeinschaftlicher MKS-Impfstoffreserven.

Die MKS hat als besonders kontagiöse Tierseuche in der Seuchenbekämpfung immer besondere Beachtung gefunden. Ihr häufiges Auftreten in Deutschland, verbunden mit hoher Kontagiosität und entsprechenden wirtschaftlichen Schäden, ließ den Ruf nach der Erforschung dieser Krankheit und eine wirkungsvollen Bekämpfung laut werden. Dies führte dazu, daß am Ende des 19. Jahrhunderts aufgrund der Eingabe der Partei der Landwirte der damalige Reichstag eine Kommission unter Vorsitz von **Friedrich Löffler** zur wissenschaftlichen Erforschung der MKS einsetzte. Als Ergebnis wurde 1897 durch **Löffler und Frosch** ein filtrierbares Agens nachgewiesen. Diese Erregerentdeckung war der Anfang einer weiteren Erforschung der Seuche, die letztlich, soweit es die Bekämpfung betrifft, zur Entwicklung wirksamer Impfstoffe führte, der Adsorbatvakzine nach **Waldmann und Köbe** (1938) und der Konzentratvakzine durch **Pyl** (1953).

Die **Bekämpfung der MKS** hat verschiedene Entwicklungsstadien durchlaufen. Zunächst ließ man die Bestände durchseuchen und versuchte, durch Sperre des betroffenen Bestandes und eines angrenzenden Gebietes die Ausbreitung der Seuche aufzuhalten. Nach Entwicklung der Impfstoffe führte man zusätzlich um den betroffenen Bestand Ringimpfungen durch, ebenfalls, um eine Ausbreitung des Virus zu verhindern.

Tötungsanordnungen für verseuchte Bestände haben zunächst eine geringe Bedeutung besessen (nach § 159 BAVG von 1911 war sie nur bei Einzelausbrüchen in einer sonst seuchenfreien Gegend vorgesehen), dies änderte sich 1966, als es zu einer starken Verbreitung der MKS bei Schweinen insbesondere eine Niedersachsen kam. Nach der Bundes-VO vom 4.4.1966 waren erstmalig die Schweine eines verseuchten Bestandes zu töten (für Wiederkäuer wurde dies als Kannvorschrift aufgenommen). Die Tötung war eine Schlachtung, und das Fleisch durfte nach Säuerung zu Fleischerzeugnissen verarbeitet werden. Bei starker Verbreitung der Seuche und wenn von den Tötungsmaßnahmen kein Erfolg mehr zu erwarten war, konnte auf die Tötungsanordnung verzichtet werden. Einen weiteren Entwicklungsschritt brachte die MKS-Schutz-VO vom 24.7.1987, nach der bei Seuchenausbruch die Tötung und unschädliche Beseitigung sämtlicher Klauentiere eines Bestandes anzuordnen war, aber auch noch mit der Möglichkeit, daß unter Impfschutz stehende ansteckungsverdächtige Klauentiere vom Tötungszwang ausgenommen werden konnten.

Die Regelungen wurden von 1967 bis 1991 begleitet von der allgemeinen **prophylaktischen Impfpflicht**, danach mußten im jährlichen Abstand alle über 4 Monate alten Rinder mit einer trivalenten Vakzine geimpft werden (Flächenimpfung, 2. VO zum Schutz gegen die MKS vom 12.12.1996). Diese Impfung hat sich insoweit bewährt, daß ausgedehnte Seuchenzüge bei Rindern vermieden wurden, jedoch kam es wiederholt zu Einzelausbrüchen, es konnte somit eine Tilgung der Seuche nicht erreicht werden.

Aufgrund dieser Erfahrungen und veranlaßt durch die EG kam es im Jahr 1992 zu einem Wandel der Bekämpfungsstrategie, indem man nun auf Impfmaßnahmen verzichtete und die Bekämpfung von Seuchenausbrüchen allein durch die sofortige Tötung und unschädliche Beseitigung der Klauentiere bei gleichzeitigen Sperrmaßnahmen erfolgen sollte. Mit der RL 90/423/EWG wurde den Mitgliedstaaten, die prophylaktische Impfungen durchführten, auferlegt, solche Impfungen zum 1.1.1992 einzustellen, dieses Impfverbot wurde auf dem Verordnungsweg in nationales Recht überführt.

Die Gründe, die zu dieser Änderung der Bekämpfungsstrategie führten, sind vielseitig, u.a.:

- unzureichende und zu kurze Schutzwirkung der Impfung mit der Folge von Impfdurchbrüchen,
- abortive Verlaufsformen bei teilimmunen Tieren, die die Seuchenfeststellung erschweren können,
- unvollständige Inaktivierung der Impfstoffe,
- unterschiedliche Immunogenität der einzelnen Virustypen und Subtypen, die nicht alle mit der Impfung berücksichtigt werden können,
- von den Impfstoffwerken ausgehende Verschleppungsgefahr,
- eine für Impfungen ungünstige Nutzen-Kosten-Analyse,
- Handelsbeschränkungen, indem Länder ohne Impfung die Einfuhr geimpfter Rinder verbieten.

Folgerichtig sind in der Schutz-VO (§2) Impfungen (und Heilversuche) verboten (Ausnahme für Impfstoffprüfungen und wissenschaftliche Versuche).

Von diesem Grundsatz abweichend ist in der MKS-VO (§ 11a) jedoch vorgesehen, daß in extrem bedrohlichen Seuchensituationen eine **Gebietsimpfung** durch die oberste Landesbehörde im Benehmen mit dem BML angeordnet werden kann. Die Anordnung kann von dem betroffenen Mitgliedstaat der EG allein beschlossen werden, sofern grundlegende Gemeinschaftsinteressen nicht berührt werden, vorher ist jedoch die Kommission zu unterrichten, die unter Beteiligung des ständigen Veterinärausschusses den Beschluß korrigieren kann. Für geimpfte Tiere gelten Auflagen, z.B. Kennzeichnung der Tiere, geimpfte Tiere dürfen für 12 Monate nur zur Schlachtung aus dem Impfgebiet entfernt werden, nach der Schlachtung sind der Kopf sowie das Gewebe des Rachenraumes mit Tonsillen unschädlich zu beseitigen.

Um Impfungen im Seuchenfall schnell zu ermöglichen, müssen innerhalb der EG gemeinschaftliche **Impfstoffreserven** gebildet werden. Dazu wird inaktiviertes Antigen in gefällter und hundertfach konzentrierter Form tiefgefroren in Antigenbanken (u.a. in Deutschland bei der Bayer AG) gelagert. Neben Stämmen der klassischen Typen O, A und C werden auch exotische Stämme (Asia, SAT_1, SAT_2) bevorratet.

Die Vorschriften, die bei einem Seuchenausbruch zu beachten und durchzuführen sind, sind in der Übersicht 31 zusammengestellt. Bekämpfungsorganisation und -koordination sind im Bundesmaßnahmenkatalog beschrieben (s. S. 82).

	Seuchenfeststellung
Seuchenausbruch:	virologisch; bei Sekundärausbrüchen klinisch und pathologisch-anatomisch
Seuchenverdacht:	wenn das Ergebnis der klinischen oder pathologisch-anatomischen Untersuchung oder der serologischen Untersuchung in Verbindung mit epizootiologischen Anhaltspunkten und dem Ergebnis der Bestandsuntersuchung den Ausbruch befürchten läßt

Vorschriften für den verseuchten Bestand
A. Vor amtlicher Feststellung des Ausbruchs oder des Verdachts
Absonderung der Klauentiere im Stall,
Beschränkung des Personenverkehrs, Tragen und Desinfektion von Schutzkleidung, betriebsfremde Personen müssen Einwegschutzkleidung tragen
Verbringungsverbot für Klauentiere, von Klauentieren stammende Teile, Rohstoffe, Erzeugnisse (außer Milch), Dung, flüssige Stallabgänge, Futtermittel, Einstreu, Gegenstände, die mit Klauentieren in Berührung gekommen sind,
Erhitzungsgebot für Milch
B. Nach amtlicher Feststellung des Ausbruchs oder des Verdachts:
Öffentliche Bekanntmachung des Ausbruchs,
Bestandssperre, zusätzlich zu den unter A genannten Maßnahmen:
• Kennzeichnung des Bestandes durch Schilder: MKS – Unbefugter Zutritt verboten,
• Klauentiere dürfen nur mit Genehmigung der Behörde in den oder aus dem Betrieb verbracht werden, das Verbringen aus dem Betrieb ist nur zu diagnostischen Zwecken oder zur sofortigen Tötung und unschädlichen Beseitigung zulässig,
• Hunde sind anzuleinen, Katzen einzusperren,
• Dung, flüssige Stallabgänge, Futtermittel, Einstreu dürfen nur nach oder zur Unschädlichmachung des Erregers, Gegenstände, die mit seuchenkranken oder verdächtigen Klauentieren in Berührung gekommen sind, nach ihrer Reinigung und Desinfektion aus dem Betrieb verbracht werden,
• Stallgänge, Plätze vor den Ein- und Ausgängen sind zu reinigen und zu desinfizieren, letztere sind mit Desinfektionsmatten zu versehen

Tötungsanordnung
Ist der Seuchenausbruch amtlich festgestellt, ordnet die Behörde die Tötung und unschädliche Beseitigung der Klauentiere an, bei Seuchenverdacht können diese Maßnahmen angeordnet werden (Ausnahmen für gesonderte Betriebseinheiten sind möglich)

Sperrmaßnahmen
Sperrbezirk, Radius mindestens 3 km:
• Kennzeichnung an den Hauptzufahrtswegen,
• während der ersten 15 Tage dürfen Klauentiere nicht aus dem Bestand verbracht werden, danach dürfen sie mit Genehmigung der Behörde aus dem Bestand oder aus dem Sperrbezirk zur Schlachtung, zu diagnostischen Zwecken oder zur Tötung verbracht werden, zur Schlachtung nur, wenn vorher das Vorhandensein seuchenverdächtiger Tiere amtstierärztlich ausgeschlossen wurde,
• Milch muß pasteurisiert werden,
• auf Wegen dürfen Klauentiere nicht getrieben werden,

Übersicht 31 Bekämpfungsmaßnahmen bei der MKS (Fortsetzung →)

- zum Decken dürfen Klauentiere nicht aus dem Betrieb verbracht werden, in den ersten 15 Tagen Besamungsverbot (Ausnahmen),
- Verbot von Tierausstellungen und ähnlichen Veranstaltungen.

Verdachtssperrbezirk: kann nach amtlicher Feststellung des Seuchenverdachts angeordnet werden, es gelten die gleichen Vorschriften wie für den Sperrbezirk

Beobachtungsgebiet, Radius zusammen mit Sperrbezirk mindestens 10 km
- während der ersten 15 Tage dürfen Klauentiere nur mit Genehmigung der Behörden aus dem Betrieb entfernt werden, danach gelten Vorschriften wie für den Sperrbezirk,
- Milch darf nur mit Genehmigung und nur nach oder zur Pasteurisierung aus dem Beobachtungsgebiet verbracht werden,
- Klauentiermärkte, -ausstellungen oder ähnliche Veranstaltungen dürfen nicht durchgeführt werden

Maßnahmen bei Ansteckungsverdacht

nach amtlicher Feststellung des Seuchenausbruchs hat die Behörde epidemiologische Nachforschungen anzustellen und unterstellt Betriebe, aus denen die Seuche verschleppt oder in welche sie bereits weiterverschleppt worden sein kann, der Beobachtung, Klauentiere dürfen aus solchen Betrieben 15 bzw. 21 Tage nicht verbracht werden (Ausnahmen: nach amtstierärztlicher Untersuchung zur Schlachtung, zu diagnostischen Zwecken, zur Tötung und unschädlichen Beseitigung); es kann auch die Tötung der ansteckungsverdächtigen Tiere angeordnet werden

Aufhebung der Schutzmaßregeln

Die MKS gilt als erloschen, wenn
- alle Klauentiere des Bestandes verendet oder getötet oder unschädlich beseitigt worden sind,
- die Schadnagerbekämpfung, die Reinigung und die Desinfektion durchgeführt und vom bTA abgenommen worden sind,
- seit Abnahme der Desinfektion mindestens 30 Tage vergangen sind

Übersicht 31 Bekämpfungsmaßnahmen bei der MKS

8.2.3.11 Milzbrand und Rauschbrand

Rechtsgrundlage: VO zum Schutz gegen den Milzbrand und Rauschbrand vom 23.5.1991.

Milzbrand

Ziel der Milzbrandbekämpfung ist es, das Auftreten dieser Seuche so weit wie möglich zurückzudrängen. Dieses Ziel wurde weitgehend erreicht, denn es werden in Deutschland jährlich, wenn überhaupt, nur etwa 1 bis 5 Seuchenfälle registriert. Eine endgültige Tilgung ist aufgrund der hohen Überlebensdauer de Sporen schwer zu erreichen.

Bekämpfungsvorschriften sind in der Übersicht 32 zusammengestellt.

Impfungen: sind im Grundsatz verboten, sie können aber, abgesehen von wissenschaftlichen Versuchen und Exporttieren, ausnahmsweise und im Einzelfall für Bestände, für die eine besondere Ansteckungsgefahr besteht, genehmigt oder aus Gründen einer besonderen Seuchengefahr angeordnet werden. Angesichts der Seuchensituation in Deutschland handelt es sich dabei um eine vorsorgliche Möglichkeit.

Heilbehandlung: als bakterielle Tierseuche ist der Milzbrand antibiotisch behandelbar (z. B. Penicillin, grampositive Bakterien). Dies ist rechtlich zulässig und kann an die Stelle der Tötung treten. Eine Heilbehandlung darf nur durch Tierärzte durchgeführt werden.

Seuchenfeststellung
Erregernachweis oder serologischer Antigennachweis (Ascoli-Reaktion)
Gehöftsperre
Kennzeichnung des Standortes: Milzbrand – Unbefugter Zutritt verboten,   Absonderung seuchenkranker und -verdächtiger Tiere,   Beschränkung des Personenverkehrs,   Verbringungsverbot von Tieren in den oder aus dem Bestand,   unschädliche Beseitigung von Milch seuchenkranker und -verdächtiger Tiere,   Desinfektion von Dung, flüssigen Abgängen, Futtermitteln, Einstreu
Tötung
Es kann die Tötung von seuchenkranken und -verdächtigen Tieren ohne Blutentzug angeordnet werden. Diese Möglichkeit kann zu einer Verkürzung der Ausscheidungsdauer der Milzbrandbazillen beitragen
Aufhebung der Schutzmaßnahmen
wenn   • alle für Milzbrand empfänglichen Tiere des Betriebes verendet sind oder getötet und unschädlich beseitigt oder entfernt worden sind oder   • binnen 14 Tagen nach Beseitigung der Tierkörper verendeter oder getöteter Tiere und nach Genesung der seuchenkranken oder -verdächtigen Tiere kein neuer Milzbrand- oder Milzverdachtsfall festgestellt worden ist und   • die Schlußdesinfektion durchgeführt und vom bTA abgenommen worden ist

Übersicht 32 Bekämpfungsmaßnahmen beim Milzbrand

Desinfektion: Besondere Schwierigkeiten bestehen bei einer sporenbezogenen Desinfektion, da diese sehr schwer abzutöten sind. Als Desinfektionsmittel kommen Aldehyde in sehr hohen Konzentrationen in Frage, z. B. Formalin 30% (!), Einwirkungszeit 2 Stunden (s. Richtlinie des BML, S. 56).

Übertragbarkeit auf den Menschen: Da der Milzbranderreger auf den Menschen übertragbar ist, sollte der Tierhalter über Vorsichtsmaßnahmen informiert werden.

Rauschbrand

Liegt bei Rindern oder Schafen Rauschbrand oder Verdacht vor, so kann die Behörde sinngemäß die gleichen Anordnungen wie beim Milzbrand treffen. Der Rauschbrand kann bakteriologisch oder immunfluoreszenzserologisch festgestellt werden.

8.2.3.12 Psittakose und Ornithose

Rechtsgrundlage: VO zum Schutz gegen die Psittakose und Ornithose, Neufassung vom 14.1.1991.

17g TierSG: Danach benötigt derjenige, der Papageien und Sittiche züchtet oder handelt, eine Erlaubnis der zuständigen Behörde, diese darf nur erteilt werden, wenn der Verantwortliche die für die Bekämpfung der Psittakose erforderliche Zuverlässigkeit und Sachkunde besitzt und Räumlichkeiten für die Psittakosebekämpfung zur Verfügung stehen, Einzelheiten können durch VO des BML geregelt werden. Das BML kann ferner auf dem Verordnungswege Vorschriften über die Kennzeichnung der Tiere sowie über die Aufzeichnung von Aufnahme, Erwerb und Abgabe von Tieren sowie über Psittakosebehandlung vorschreiben, dies ist über die Psittakose-VO geschehen.

Die **Psittakose** (diese Krankheitsbezeichnung benutzt man, wenn die Krankheit bei Papageien oder Sittichen auftritt, dies sind im Sinne der VO alle Vögel der im zoologischen System zu der Ordnung der Psittaciformes gehörenden Arten) ist anzeigepflichtig, tritt die Krankheit bei anderen Vogelarten auf, so spricht man von **Ornithose**, für die lediglich Meldepflicht besteht.

Die Psittakose wurde zuerst durch ein Sondergesetz bekämpft (Gesetz zur Bekämpfung der Papageienkrankheit vom 3.4.1934). Seit 1970 erfolgt die Bekämpfung auf der Grundlage des TierSG, und es ist die o.a. VO erlassen worden.

Mit der Änderung der rechtssystematischen Grundlagen war zugleich eine Änderung der Bekämpfungsstrategie verbunden. Das Psittakose-Gesetz hatte im wesentlichen die Ausmerzung infizierter Bestände zum Ziel. Es konnte jedoch die in seine Bestimmungen gesetzten Erwartungen nicht erfüllen, einerseits konnte die Seuche bei der weiten Streuung des Erregers nicht getilgt werden, andererseits führte die Schärfe des Gesetzes zur Verheimlichung von Seuchenausbrüchen. Als Alternative boten sich die inzwischen gemachten Erfahrungen mit der Antibiotika-, insbesondere Chlortetracyclin-Therapie an. Es konnte gezeigt wer-

Vorschriften für den verseuchten Bestand
Nach amtlicher Feststellung des Ausbruchs oder des Seuchenverdachts unterliegen Räumlichkeiten der Züchter und Händler, in denen Psittaciden gehalten werden, der Sperre: • Kennzeichnung des Bestandes: Psittakose – Unbefugter Zutritt verboten, • Beschränkung des Personenverkehrs, • Tragen von Schutzkleidung und Atemmasken, • Verbringungsverbot von Vögeln aus den oder in die Räumlichkeiten, • Desinfektionsmaßnahmen, Desinfektionsmatten
Behandlungsgebot
Der Händler oder Züchter hat alle Psittaciden tierärztlich behandeln zu lassen oder unter Aufsicht der Behörde zu töten. Nähere Angaben über die Art und Weise der Behandlung und über das anzuwendende Mittel finden sich in den Ausführungshinweisen zur Psittakose-VO. Nach Abschluß der Behandlung müssen Räume, Käfige und Gegenstände, die Träger des Erregers sein können, gereinigt und desinfiziert werden
Maßnahmen bei Ansteckungsverdacht
Sind aus einem Bestand innerhalb der letzten 90 Tage vor Feststellung der Seuche oder des Seuchenverdachts Psittaciden in einen Züchter-/Händlerbestand eingestellt worden, so unterliegt dieser der Beobachtung, aus dem Bestand dürfen Papageien, Sittiche oder andere Vögel ohne Genehmigung nicht entfernt werden, es kann die Behandlung des Bestandes oder die Tötung der ansteckungsverdächtigen Papageien und Sittiche angeordnet werden
Aufhebung der Schutzmaßregeln
wenn die getöteten oder verendeten Psittaciden unschädlich beseitigt worden sind und (oder) bei den behandelten Psittaciden • zweimal frühestens 5 Tage nach Abschluß der Behandlung im Abstand von 5 Tagen entnommene Sammelkotproben als frei von dem Erreger der Psittakose befunden worden sind oder • frühestens 10 Tage nach Beginn der Behandlung stichprobenweise entnommene Blutproben einen therapeutisch ausreichenden Antibiotikagehalt aufgewiesen haben und frühestens 5 Tage nach Abschluß der Behandlung stichprobenweise entnommene Tiere oder Kotproben als frei vom Erreger befunden worden sind.

Übersicht 33 Bekämpfungsmaßnahmen bei der Psittakose

den, daß eine kontinuierliche, meistens orale Anwendung des Antibiotikums (bei Wellensittichen 30 Tage, bei größeren Psittaciden 45 Tage) die Infektion beseitigen kann. Nach Absetzen der Medikation bei experimentell infizierten Psittaciden blieben 2 bis 3% Träger der Chlamydien, was jedoch epidemiologisch ohne größere Bedeutung ist.

Auf der Grundlage dieser Erkenntnisse erfolgt die Seuchenbekämpfung nach der Psittakose-VO (s. Übersicht 33) heute durch antibiotische Behandlung mit dem Ziel, die Weiterverbreitung des Erregers zu verhüten, den Menschen vor Infektionen zu schützen und den betroffenen Beständen ihre Infektiosität zu nehmen; eine Tilgung der Seuche ist aber dadurch nicht zu erwarten. Dabei spielt die Tötung eines infizierten Bestandes, die die zuständige Behörde vornehmen kann, in der Praxis nur noch eine untergeordnete Rolle. Sie kann in Einzelfällen unter folgenden Kriterien erwogen werden, wenn

- es sich um einen kleinen Bestand ohne wertvolle Tiere handelt,
- menschliche Erkrankungen auf einen besonders virulenten Erreger schließen lassen,
- aufgrund vorheriger Behandlungen mit eine Erregerresistenz zu rechnen ist,
- nicht mit einer ordnungsgemäßen Durchführung der Behandlung zu rechnen ist (z. B. örtliche, hygienische, personelle Gründe).

Beim Auftreten der **Ornithose**, insbesondere bei Tauben und beim Geflügel, können die für Psittakose vorgesehenen Maßnahmen sinngemäß angeordnet werden.

8.2.3.13 Schweinepest und Afrikanische Schweinepest

Rechtsgrundlagen: VO zum Schutz gegen die Schweinepest und Afrikanische Schweinepest in der Fassung der Bekanntmachung vom 21.10.1994. RL 80/217/EWG Maßnahmen der Gemeinschaft zur Bekämpfung der Klassischen Schweinepest.

Klassische (Europäische) Schweinepest (KSP)

Die KSP stellt unter den staatlich bekämpfungspflichtigen Seuchen für Deutschland ein herausragendes Problem dar, da sie in den letzten Jahren wiederholt und mit erheblichen wirtschaftlichen Verlusten aufgetreten ist. Die zu ihrer Bekämpfung erlassenen Vorschriften sind deswegen besonders detailliert und umfassend und enthalten somit beispielhaft die Fülle der Maßnahmen, die zur Bekämpfung einer besonders gefährlichen Seuche aufgeboten werden können.

Allgemeine Vorschriften

Impfverbot: Impfungen gegen die KSP sind (ebenso wie Heilversuche an seuchenkranken und seuchenverdächtigen Tieren) verboten, Ausnahmemöglichkeiten bestehen für Impfungen lediglich für wissenschaftliche Versuche und für Impfstoffprüfungen. Mit dieser Bestimmung ist in der Bekämpfung der KSP ein grundlegender Wandel eingetreten, der zu einer entsprechenden Änderung der Bekämpfungsstrategie geführt hat (vergl. RL 80/217/EWG). Eine allgemeine Impfprophylaxe ist somit bei der KSP nicht mehr vorgesehen und möglich, die Möglichkeit von Impfungen zur Bekämpfung vorhandener Seuchenherde als eine besondere Schutzmaßregel (Gebietsimpfung, s. S. 111) in extremer Seuchensituation wird nach den bisherigen Erfahrungen so restriktiv gehandhabt, so daß diese Bestimmungen einem vollständigen Impfverbot praktisch gleich kommen.

Die Kommission der EG begründet ihre Nichtimpfpolitik veterinärfachlich und handelspolitisch, sie befürchtet nämlich, daß

- geimpfte Tiere dennoch Virus aufnehmen, beherbergen und unerkannt übertragen können,
- die Impfung Mängel in der Seuchenbekämpfung überdecken soll,
- nach einer Impfung mit nichtmarkierten Impfstoffen eine sichere Unterscheidung zwischen geimpften und infizierten Schweinen nicht mehr möglich ist,
- der Status der Nichtimpfung für die gesamte Gemeinschaft ein Argument im internationalen Handel ist, daß bestimmte Drittländer möglicherweise die gesamt EU vom Handel mit Fleischprodukten ausschließen, wenn in einem Land geimpft wird.

Besondere Vorschriften

Die bei Seuchenausbrüchen durchzuführenden Maßnahmen sind in der Übersicht 34 zusammengestellt.

Diagnose der KSP: Wesentlich für eine erfolgreiche Bekämpfung der KSP ist ihre rechtzeitige Erkennung. Dies ist die Voraussetzung, um eine Weiterverschleppung aus einem Primärherd einzuschränken oder zu verhindern. Darin liegt eine verantwortungsvolle Aufgabe für den praktizierenden Tierarzt, der als erster mit einem kranken Bestand konfrontiert wird. Für die Verschleppung des Erregers aus einem primären Seuchenherd ist vor allem folgendes Geschehen verantwortlich:

- zu spätes Melden des Seuchenverdachts,
- Fehleinschätzung eines wochenlangen, schleichenden, langsam ansteigenden Krankheits- und Verlustgeschehens,
- wochenlange Therapieversuche mit z.T. hochwirksamen Antibiotika, Nichtbeachtung der Therapieresistenz,
- Einsatz mehrerer Tierärzte im Bestand über einen längeren Zeitraum ohne gegenseitige Information,
- keine differentialdiagnostische Abklärung (Sektion, Blutproben) im Hinblick auf die KSP,
- Fortführung des Tierhandels, Ausbringung von Abprodukten bzw. Abgabe zur Schlachtung trotz Krankheitsgeschehens im Bestand,
- Ordnungswidrigkeiten, Täuschungen, kriminelle Handlungen.

Sperrmaßnahmen: bestehen im weitesten Sinne in der Anordnung von Sperrbezirken, Beobachtungsgebieten und Schutzzonen, deren Ausmaß und inhaltliche Gestaltung sich nach der KSP-VO richtet (s. Übersicht 34). Darüber hinaus kann die EG Entscheidungen über weitergehende Handelsrestriktionen treffen, die dann in nationales Recht übertragen werden müssen (z. B. in Eil-VO des BML ohne Zustimmung des Bundesrates). Dies ist im Zusammenhang mit dem verbreiteten Vorkommen der KSP in Norddeutschland geschehen, indem rigorose Handelsbeschränkungen gegenüber Deutschland erlassen wurde. Die EG begründet ihr Eingreifen mit ihrem Interesse an einem ungestörten Handelsverkehr im Binnenmarkt und mit Drittländern.

Seuchenfeststellung

Seuchenausbruch: Virus- oder Antigennachweis, bei Sekundärausbrüchen klinisch und pathologisch-anatomisch, serologisch in Verbindung mit epizootiologischen Anhaltspunkten

Seuchenverdacht: wenn das Ergebnis der klinischen, pathologisch-anatomischen oder serologischen Untersuchung den Ausbruch befürchten läßt

Vorschriften für den verseuchten Bestand

A. Vor amtlicher Feststellung des Ausbruchs oder des Verdachts:

Absonderung der Schweine im Stall,

Beschränkung des Personenverkehrs, Tragen und Desinfektion von Schutzkleidung, betriebsfremde Personen müssen Einwegschutzkleidung tragen,

Schweine dürfen nicht in oder aus dem Betrieb verbracht werden,

verendete oder getötete Schweine dürfen Witterungseinflüssen nicht ausgesetzt werden, Menschen oder Tiere dürfen mit ihnen nicht in Berührung kommen,

vom Schwein stammende Teile, Rohstoffe, Erzeugnisse, Dung, flüssige Stallabgänge, Futtermittel, Einstreu dürfen nicht aus dem Betrieb verbracht werden.

B. Nach amtlicher Feststellung des Ausbruchs oder des Verdachts

Öffentliche Bekanntmachung des Seuchenausbruchs,

Bestandssperre, zusätzlich zu den unter A. genannten Maßnahmen:
- Kennzeichnung des Bestandes durch Schilder: „Schweinepest – Unbefugter Zutritt verboten",
- Schweine dürfen nur mit Genehmigung aus dem oder in den Bestand verbracht werden, aus dem Betrieb nur zu diagnostischen Zwecken oder zur Tötung und unschädlichen Beseitigung,
- Hund sind anzubinden, Katzen einzusperren,
- Dung, flüssige Stallabgänge, Futtermittel, Einstreu dürfen nur mit Genehmigung der Behörde und nur nach oder zur Unschädlichmachung des Erregers, Gegenstände, die mit seuchenkranken oder verdächtigen Schweinen in Berührung gekommen sind, nach ihrer Reinigung und Desinfektion aus dem Betrieb entfernt werden,
- Stallgänge, Plätze vor den Ein- und Ausgängen der Ställe sind zu reinigen und zu desinfizieren, letztere sind mit Desinfektionsmatten zu versehen

Tötung und unschädliche Beseitigung

nach amtlicher Feststellung des Ausbruchs: Tötung und unschädliche Beseitigung aller Schweine des Bestandes müssen angeordnet werden,

nach amtlicher Feststellung des Seuchen- oder Ansteckungsverdachts: Tötung und unschädliche Beseitigung können angeordnet werden (Ausnahmen für gesonderte Betriebseinheiten sind möglich)

Sperrmaßnahmen

Sperrbezirk, Radius mindestens 3 km
- Kennzeichnung an den Hauptzufahrtswegen,
- Absonderung der Schweine, sie dürfen mit Wildschweinen nicht in Berührung kommen können,
- während der ersten 21 Tage dürfen Schweine nicht aus dem Betrieb verbracht werden, danach dürfen sie mit Genehmigung der Behörde innerhalb oder aus dem Sperrbezirk verbracht werden, aus dem Sperrbezirk nur zur Schlachtung (wenn durch klinische Untersuchung durch den bTA das Vorhandensein seuchenverdächtiger Schweine ausgeschlossen wurde), zu diagnostischen Zwecken oder zur Tötung und unschädlichen Beseitigung,
- frisches Fleisch von Schweinen, die nach Ablauf der 21 Tage-Frist geschlachtet werden, ist so zu stempeln, daß erkennbar wird, daß es nur zur Herstellung von Fleischerzeugnissen verwendet werden darf,
- in den ersten 21 Tagen Besamungsverbot (Ausnahmen möglich),
- auf Wegen dürfen Schweine nicht getrieben werden, Durchgangsverkehr nur auf Autobahnen, Fernverkehrsstraßen oder Schienenverbindungen,
- Verbot von Schweineausstellungen, -märkten und ähnlichen Veranstaltungen,
- die Schweinebestände sind unverzüglich nach Anweisung der Behörde zu untersuchen.

Verdachtssperrbezirk: kann nach amtlicher Feststellung des Seuchenverdachts angeordnet werden, es gelten die gleichen Vorschriften wie für den Sperrbezirk

Übersicht 34 Bekämpfung der Schweinepest (Fortsetzung →)

Beobachtungsgebiet: Radius zusammen mit dem Sperrbezirk mindestens 10 km
• Kennzeichnung durch Schilder: „Schweinepest – Beobachtungsgebiet", • während der ersten 7 Tage dürfen Schweine nicht aus dem Bestand verbracht werden, danach gelten für das Verbringen von Schweinen und für die Verwertung von Fleisch die gleichen Vorschriften wie für den Sperrbezirk, • während der ersten 7 Tage Besamungsverbot (Ausnahmen möglich), • Verbot von Schweineausstellungen, -märkten u.ä., • alle Schweinezuchtbestände sind nach der Anweisung der Behörde zu untersuchen
Schutzzone: kann um das Beobachtungsgebiet eingerichtet werden, Radius zusammen mit dem Sperrbezirk und dem Beobachtungsgebiet mindestens 20 km, während der ersten 5 Tage dürfen Schweine nicht aus ihrem Bestand entfernt werden, danach zur Schlachtung nach tierärztlicher Untersuchung oder zu Nutz-/Zuchtzwecken, wenn vorher als Stichprobe eine serologische Untersuchung stattgefunden hat und in den letzten 30 Tagen keine Schweine in den Betrieb eingestellt wurden
Schutzmaßnahmen bei Ansteckungsverdacht
nach amtlicher Feststellung des Ausbruchs hat die Behörde epizootiologische Nachforschungen anzustellen und unterstellt Betriebe, aus denen die Seuche eingeschleppt oder in welche sie bereits weiterverschleppt worden sein kann, der Beobachtung • Schweine dürfen aus solchen Betrieben für die Dauer von 40 Tagen nicht verbracht werden, Ausnahmen: sofortige Schlachtung, diagnostische Zwecke, Tötung und unschädliche Beseitigung, wenn durch vorherige Untersuchung durch den bTA das Vorhandensein seuchenverdächtiger Schweine ausgeschlossen wurde, • es können virologische und serologische Untersuchungen angeordnet werden, • es kann die Tötung ansteckungsverdächtiger Schweine angeordnet werden
Aufhebung der Schutzmaßregeln
Die KSP gilt als erloschen, wenn • alle Schweine des Betriebes verendet oder getötet und unschädlich beseitigt worden sind, • die Schadnagerbekämpfung, Reinigung und Desinfektion nach Anweisung des bTA durchgeführt und von ihm abgenommen worden sind, • Umgebungsuntersuchungen unter Einschluß einer repräsentativen Stichprobenuntersuchung im Sperrbezirk frühestens 30 Tage, im Beobachtungsgebiet 15 Tage nach Abnahme der Desinfektion auf KSP-Antikörper mit negativem Ergebnis durchgeführt sind Weitere Bestimmungen bestehen für das Erlöschen eines KSP-Verdachts

Übersicht 34 Bekämpfung der Schweinepest

Die ausgedehnten Sperrmaßnahmen dienen dem Zweck, eine Weiterverbreitung des Virus zu verhindern; sofern dies bereits erfolgt ist, soll sie durch für das Sperr- und Beobachtungsgebiet vorgeschriebene, nach Anweisung der Behörde durchzuführende **Bestandsuntersuchungen** (klinische Untersuchung, Antigen-ELISA, Antikörper-ELISA, Virusnachweis) festgestellt werden.

Tötungsmaßnahmen: aufgrund des Verzichts auf die Impfung stellt die Tötung die zentrale Maßnahme zur Bekämpfung und Tilgung der KSP dar, sie ist unter folgenden Voraussetzungen vorgesehen:

- Tötung und unschädliche Beseitigung
nach amtlicher Feststellung des Seuchenausbruchs als Muß-Vorschrift,
nach amtlicher Feststellung des Verdachts des Ausbruchs als Kann-Vorschrift (s. Übersicht 34),
- es kann für die der Beobachtung unterstellten Betriebe die Tötung der ansteckungsverdächtigen Schweine angeordnet werden,
- es kann die Tötung von Schweinen im Sperrbezirk, Beobachtungsgebiet oder im Impfgebiet sowie in Betrieben, die Kontakt zu verseuchten, seuchen- oder

ansteckungsverdächtigen Betrieben hatten, angeordnet werden, wenn dies aus Gründen der Tierseuchenbekämpfung, insbesondere zur schnelleren Beseitigung eines Infektionsherdes, erforderlich ist.

In dem Versuch der letzten Jahre, in der EG die KSP zu tilgen, mußten aufgrund immer wiederkehrender Ausbrüche in mehreren europäischen Staaten (Deutschland, Niederlande, Belgien, Spanien u.a.) mehrere Millionen Schweine getötet werden. Dies hat zu einer zunehmenden Kritik an der Bekämpfungsstrategie der EG geführt, da offensichtlich die Verhältnismäßigkeit der Mittel nicht gewahrt wurde; neben den ökonomischen Gründen werden auch solche des Tierschutzes angeführt, letztlich mit dem Ziel, zu einem kontrollierten, aber leichter möglichen Einsatz der Impfung zu kommen.

Gebietsimpfung: Grundsätzlich ist bezüglich des Einsatzes von Impfungen von dem Impfverbot des §2 der VO auszugehen. Die VO sieht aber die Möglichkeit einer Gebietsimpfung bei extremer Seuchensituation vor. Die Impfung kann von der obersten Landesbehörde im Benehmen mit dem BML angeordnet werden. Die Zustimmung des BML ist aber gebunden an eine Zustimmung der Kommission der EG, die ihrerseits nach einer befürwortenden Stellungnahme des Veterinärausschusses möglich ist, d.h. es muß sich eine Mehrzahl von Mitgliedstaaten für eine solche Impfung aussprechen.

Im Falle der Anordnung einer Gebietsimpfung gelten folgende Kontroll- und Vorsichtsmaßnahmen:

- Aufstellung eines Impfplanes durch die oberste Landesbehörde,
- Kennzeichnung der geimpften Schweine durch Ohrmarke mit den Buchstaben „I.SP", bei Mastschweinen ist auch die Körpertätowierung möglich,
- für die Dauer von 6 Monaten, berechnet vom Tag der Beendigung der Impfung an, dürfen Schweine, außer zur sofortigen Schlachtung in einer behördlich bezeichneten Schlachtstätte, nicht aus dem Impfgebiet verbracht werden,
- darf frisches Fleisch nur zum innerstaatlichen Handel abgegeben werden oder muß so gestempelt werden (RL 72/461/EWG), daß erkennbar ist, daß es nur zur Herstellung von Fleischerzeugnissen verwendet werden darf.

Die Gebietsimpfung stellt also grundsätzlich eine Reaktion auf eine besonders gefährliche Seuchensituation dar, in der alleinige Tötungsmaßnahmen entweder keinen Erfolg mehr versprechen oder ihres Umfangs wegen nicht mehr durchführbar erscheinen (Notimpfung). Angesichts der extremen Seuchentötungen bei der KSP in den letzten Jahren, wird vielfach eine Erleichterung ihres Einsatzes verlangt; dabei ist nicht an eine flächendeckende Prophylaxe gedacht, sondern an ihre Anwendung als Notimpfung in Verbindung mit einem Seuchenausbruch. Mit einem Einsatz markierter Impfstoffe könnte gleichzeitig die Unterscheidungsmöglichkeit zwischen Infektions- und Impftitern geschaffen werden.

Schutzmaßregeln bei Wildschweinen: ist der Ausbruch der KSP bei Wildschweinen amtlich festgestellt, muß die zuständige Behörde einen gefährdeten Bezirk einrichten, der durch Schilder „Wildschweinepest – Gefährdeter Bezirk" zu erkennen ist.

Innerhalb dieses Bezirks soll durch verschiedene Vorsorgemaßnahmen, die der Besitzer von Hausschweinen durchzuführen hat, die Übertragung des Virus von

Wild- auf Hausschweine möglichst verhindert werden, es gelten folgende Vorschriften:

- Anzeige von Schweinehaltungen bei der zuständigen Behörde,
- Absonderung der Hausschweine so, daß sie nicht mit Wildschweinen in Berührung kommen können,
- Desinfektion der Ein- und Ausgänge von Schweineställen,
- es kann angeordnet werden, daß das Verbringen von Schweinen aus oder in Betriebe genehmigungspflichtig ist.

Verendete sowie erlegte seuchenkranke oder -verdächtige Wildschweine sind unschädlich zu beseitigen.

Zur Bekämpfung der Wildschweinepest kann die verstärkte Bejagung angeordnet werden. Ferner kann eine orale Impfung der Wildschweine durchgeführt werden (s. S. 74).

Afrikanische Schweinepest (ASP)

Die Schweinepest-VO beinhaltet neben der Bekämpfung der KSP auch die der ASP, ihr ist ein eigener Abschnitt gewidmet.

Ursprungsgebiet der hochkontagiösen ASP ist Afrika südlich der Sahara, von dort ist sie vielfach in andere Länder verschleppt worden. In Europa trat sie erstmals 1957 auf, vermutlich wurde der Erreger mit Speiseabfällen aus Flugzeugen nach Portugal eingeschleppt. Abgesehen von kurzen seuchenfreien Intervallen war dann die Iberische Halbinsel Schwerpunkt ihres Vorkommens. Verschleppungen in andere europäische Länder (Südwestfrankreich, Sardinien, Italien, Belgien, Niederlande) konnten rasch getilgt werden. In Deutschland ist die ASP trotz einer ständig bestehenden großen Einschleppungsgefahr bisher nicht aufgetreten.

Die **Bekämpfungsvorschriften** der VO sind auf die konsequente und schnelle Tilgung entstandener Seuchenherde ausgerichtet und mit denen der KSP und MKS vergleichbar:

- Impfverbot,
- sämtliche Schweine eines Betriebes sind ohne Blutentzug sofort zu töten und unschädlich zu beseitigen,
- Sperrmaßnahmen: Betriebssperre, Sperrbezirk (Radius mindestens 5 km), Verdachtssperrbezirk, Beobachtungsgebiet (Radius mit Sperrbezirk mindestens 20 km).

8.2.3.14 Salmonellose der Rinder und Hühner

Salmonellose des Rindes

Rechtsgrundlage: VO zum Schutz gegen die Salmonellose der Rinder vom 6.1.1972, Neufassung vom 14.11.1991 (Rinder-Salmonellose-VO).

Salmonelleninfektionen kommen bei Rindern in Form von latenten Infektionen oder klinischen Erkrankungen verbreitet vor und haben daneben als Ursache von Lebensmittelinfektionen beim Menschen besondere Bedeutung erlangt. Die o.a. VO erfaßt Infektionen mit allen Bakterien der Gattung Salmonella, jedoch stehen einzelne Serovaren ihrer Bedeutung nach im Vordergrund. Während früher, namentlich in der norddeutschen Tiefebene, Salmonella dublin vorherrschte, wurde sie in den letzten Jahren von Salmonella typhimurium zurückgedrängt, ausgehend von den menschlichen Erkrankungen findet heute zusätzlich Salmonella enteritidis besondere Beachtung.

Erste Versuche, durch staatliche Eingriffe das Seuchengeschehen zu beeinflussen, erfolgten mit dem RdErl. des Preuß. Ministers des Innern vom 10.4.1933. Danach konnte für Dauerausscheider (über 3 Monate alte Rinder, in deren Ausscheidungen in Abständen von 10 Tagen bestimmte Salmonellen nachgewiesen wurden) mit Einverständnis des Besitzers die Tötung angeordnet und eine Beihilfe gewährt werden. Das darin erkennbare Ziel, ständige Infektionsquellen in einem Rinderbestand zu erkennen und zu beseitigen, ist auch heute noch ein geltender Grundsatz der Bekämpfung der Rindersalmonellose (s. Übersicht 35). Die ständig wachsende Bedeutung der Salmonellose für Tier und Mensch verlangte eine Intensivierung der Bekämpfungsvorschriften: mit der VO vom 6.1.1972 wird die Rindersalmonellose als anzeigepflichtige Seuche staatlich bekämpft. Inhaltlich enthält die VO zwei Schwerpunkte, nämlich:

- Allgemeine Vorschriften für bestimmte Kälberhaltungen,
- Besondere Vorschriften zur Bekämpfung von Seuchenausbrüchen.

Allgemeine Vorschriften

Die Vorschriften wurden mit der VO vom 23.5.1991 der Salmonellose-VO eingefügt. Sie resultieren aus der Erfahrung, daß besonders in großen Beständen die Kälbersalmonellose zum häufigsten Erscheinungsbild der Rindersalmonellose geworden ist. Begünstigende Faktoren für die Entstehung der Infektion und Erkrankung sind z. B.: häufiger Zukauf oft unbekannter Herkunft (auch von nüchternen Kälbern), lange Transportwege zum Mastbestand, unzureichende kolostrale Immunglobulinversorgung, Haltung von vielen Tieren auf engem Raum, unzureichende Desinfektion. Deswegen wurden für Betriebe, die mehr als 100 Kälber im Alter von weniger als 6 Monaten halten, folgende Vorschriften erlassen:

- Kälber dürfen nur im Alter von mehr als einer Woche eingestellt werden,
- frei werdende Boxen, Buchten, Abteilungen oder ganze Ställe sind zu reinigen und zu desinfizieren, und es ist eine Schadnagerbekämpfung durchzuführen,
- es ist ein Kontrollbuch zu führen über Zu- und Abgänge, Anzahl und Datum der Todesfälle, jede tierärztliche Untersuchung und jeden Arzneimitteleinsatz,
- Personen haben desinfizierbares Schuhzeug und betriebseigene Schutzkleidung zu tragen, die nach Benutzung zu reinigen und zu desinfizieren sind.

Besondere Vorschriften

Die für die Feststellung und Bekämpfung von Seuchenausbrüchen geltenden Vorschriften sind in der Übersicht 35 zusammengestellt. Sie können auch auf andere Tiere ausgedehnt werden, wenn diese mit Rindern zusammen gehalten werden.

Maßnahmen bei Ansteckungsverdacht: Ein ansteckungsverdächtiger Bestand ist nach der Definition in § 1 der VO ein Bestand

- in den ein Rind verbracht wurde, das aus einem verseuchten oder seuchenverdächtigen Bestand stammt, oder

- aus dem ein Schlachtrind stammt, bei dem anläßlich der bakteriologischen Fleischuntersuchung Salmonellen nachgewiesen wurden.

Für solche ansteckungsverdächtigen Bestände ordnet die zuständige Behörde eine Bestandsuntersuchung nur dann an, wenn nach dem Gutachten des bTA klinische oder pathologische Erscheinungen vorliegen, die auf Salmonellose hinweisen.

Tötung von Tieren: Die Tötungsanordnung durch die zuständige Behörde ist eine **Kann-Vorschrift** und damit in das Ermessen der Behörde gestellt. Von der Mög-

---

Seuchenfeststellung

Salmonellose liegt vor, wenn
- im Abstand von 8 bis 15 Tagen in Kotproben und unabhängig von der Reihenfolge in mindestens 3 Proben Salmonellen gefunden wurden (Dauerausscheider) oder
- klinisch oder pathologisch Krankheitserscheinungen festgestellt werden, die auf Salmonellose hinweisen, und bakteriologisch Salmonellen festgestellt wurden,

Salmonelloseverdacht liegt vor, wenn
- in einer Kot-, Organ-, Fleisch- doer Milchprobe Salmonellen, aber klinisch oder pathologisch keine Erscheinungen festgestellt wurden, die auf Salmonellose hinweisen, oder
- klinisch oder pathologisch-anatomisch Hinweise auf Salmonellose bestehen, aber keine Salmonellen nachgewiesen wurden

Bestandsmaßnahmen bei Seuchenausbruch oder -verdacht

Bestandsuntersuchung: Die Behörde hat die Untersuchung aller Rinder anzuordnen. Die Untersuchung muß zur Ermittlung der Ausscheider mindestens zweimal im Abstand von 8 bis 15 Tagen erfolgen, sind zwei aufeinanderfolgende Untersuchungen negativ, gilt das Rind als unverdächtig.

Bestandssperre: ist nach amtlicher Feststellung der Salmonellose oder des Seuchenverdachts anzuordnen:
- Absonderung der Rinder,
- Rinder dürfen nicht aus dem Bestand entfernt oder nur mit Genehmigung in den Bestand verbracht werden,
- das Verenden oder die Notschlachtung von Rindern muß dem bTA angezeigt werden,
- Milch von klinisch kranken Rindern muß unschädlich beseitigt oder nach Aufkochen im eigenen Bestand verfüttert werden, Milch von anderen Kühen ist vor Verfütterung aufzukochen oder zur Erhitzung an eine Sammelmolkerei abzugeben,
- Gerätschaften, sonstige Gegenstände sind täglich, Stallungen wöchentlich zu reinigen und zu desinfizieren,
- Beschränkung des Personenverkehrs

Tötungsmaßnahmen

Es kann die Tötung von seuchenkranken und -verdächtigen Rindern angeordnet werden.

Desinfektionsmaßnahmen

Während des Seuchengeschehens laufende Desinfektion, s. S. 48) und nach Entfernung der seuchenkranken und -verdächtigen Rinder sind die Reinigung und Desinfektion des Stalles und seiner Einrichtungen erforderlich, Dung ist zu packen, Gülle chemisch zu desinfizieren (vergl. Richtlinie des BML, S. 54)

Aufhebung der Schutzmaßnahmen

Die Salmonellose gilt als erloschen, wenn
- alle Rinder des Bestandes oder die mit Salmonellose oder -verdacht verendet oder getötet worden sind,
- bei im Bestand verbliebenen Rindern bei 2 im Abstand von 8 bis 15 Tagen erfolgten bakteriologischen Untersuchungen (von Kotproben) keine Salmonellen nachgewiesen wurden,
- bei einer Abschlußuntersuchung keine Salmonellen gefunden wurden,
- die Schlußdesinfektion durchgeführt und vom bTA abgenommen wurde

Übersicht 35 Bekämpfungsmaßnahmen bei der Salmonellose des Rindes

lichkeit sollte grundsätzlich bei Dauerausscheidern Gebrauch gemacht werden, da sie im Bestand eine ständige Infektionsquelle darstellen und andere Sanierungsmaßnahmen (z. B. antibiotische Therapie) meistens erfolglos sind.

Im Vergleich zu den Dauerausscheidern, die nur relativ selten gefunden werden, steht die Kälbersalmonellose zahlenmäßig im Vordergrund. Die Tötunganordnung für Kälber ist seuchenhygienisch im allgemeinen nur dann zu vertreten, wenn aufgrund der räumlichen und personellen Situation in einem betroffenen Bestand eine erfolgreiche Bekämpfung auf einem anderen Weg nicht zu erwarten ist, sondern eine Ausbreitung der Salmonellen auf weitere Rinder befürchtet werden muß. Eine dauerhafte Sanierung von Kälberbeständen ist jedoch von der Tötung einzelner Tiere nicht zu erwarten; es sollten deswegen gleichzeitig hygienische Maßnahmen und gegebenenfalls eine antibiotische Therapie in Erwägung gezogen werden.

Desinfektion von Dung und Gülle: Während die ordnungsgemäße Dungpackung über die Erhitzung zur Abtötung der Salmonellen führt, ist dies bei der Gülle aufgrund der fehlenden Erwärmung nicht zu erwarten. Will man die Salmonellen beseitigen, kann auf eine chemische Desinfektion nicht verzichtet werden (vergl. Desinfektionsmittelrichtlinie des BML S. 54).

Salmonelleninfektionen bei Hühnern

Rechtsgrundlage: VO zum Schutz gegen bestimmte Salmonelleninfektionen beim Haushuhn vom 11.4.1994 (Hühner-Salmonellen-VO).
RL über Maßnahmen zum Schutz gegen bestimmte Zoonosen bzw. ihre Erreger bei Tieren und Erzeugnissen tierischen Ursprungs zur Verhütung lebensmittelbedingter Infektionen und Vergiftungen vom 17.12.1992 (92/117/EWG, Zoonosen-RL).

Die VO wurde erlassen, weil seit etwa 1990 Salmonelleninfektionen beim Menschen europaweit stark zugenommen haben und gleichzeitig die Verpflichtung bestand, die o.a. RL in nationales Recht umzusetzen.

Eine besondere epidemiologische Rolle spielt bei den menschlichen Infektionen Salmonella enteritidis Phagentyp 4, die Infektion geht vielfach von Lebensmitteln aus, die Teile von Hühnern und besonders rohe Eier enthalten.

Die Vorschriften der VO beziehen sich zunächst auf Salmonella enteritidis und Salmonella typhimurium als den wichtigsten Verursachern von Lebensmittelinfektionen. Ziel der VO ist es, das Vorkommen dieser Salmonellen beim Huhn zu reduzieren und damit den Infektionsdruck auf den Menschen zu verringern. Dieser Zielsetzung dienen insbesondere Impfungen von Legehennen in der Aufzuchtphase sowie betriebseigene Kontrollen von Zuchtbetrieben und Brütereien.

Impfungen: Der Inhaber eines Aufzuchtbetriebes (Betrieb, in dem mindestens 250 Junghennen bis zur Legereife aufgezogen werden) hat seinen Bestand durch einen Tierarzt gegen Salmonellen impfen zu lassen. Es handelt sich um eine orale Impfung, die durch die Entwicklung einer Schleimhautimmunität die Ansiedlung von Salmonellen im Darm verhindern soll. Zur Impfung werden überwiegend attenuierte Salmonella typhimurium-Stämme benutzt, denen eine relative kreuzimmunisierende Wirkung auch gegen Salmonella enteritidis zugesprochen wird.

Durch die Impfung allein kann eine grundlegende Lösung des Salmonellenproblems in Hühnerbeständen nicht erwartet werden, es sind zusätzliche hygienische Maßnahmen in Haltung und Fütterung erforderlich. Auch bei deren Berücksichtigung wird das Ergebnis der Impfung zunächst eher eine Salmonellenreduzierung als -eliminierung sein.

Betriebseigene Kontrollen von Zuchtbetrieben und Brütereien:
- Zuchtbetrieb: in dem mindestens 250 Hühner zu Zucht- oder Vermehrungszwecken gehalten werden.
- Brütereien: mit Brutkapazität von mindestens 1000 Eiern oder weniger, wenn Eier aus anderen Zucht- oder Vermehrungsbetrieben zugekauft werden.

Der Inhaber eines solchen Betriebes hat für die Untersuchung von Stichproben auf Salmonellen zu sorgen. Dadurch soll vertikalen Übertragungen von Salmonellen aus diesen Betrieben in von dort zu beliefernde Betriebe vorgebeugt werden. Zu entnehmen sind je nach Bestandsart und -größe Einstreuproben, Proben aus Kükenkästen, Kotsammel-, Mekonium- oder Kükenproben (vergl. Anl. III der Zoonosen-RL). Salmonellennachweise begründen einen Infektionsverdacht, der der zuständigen Behörde mitzuteilen ist (dies wird nicht als Anzeigepflicht nach § 9 TierSG gewertet). Werden bei nachfolgenden Untersuchungen, die von der zuständigen Behörde angeordnet worden sind, ebenfalls Salmonellen gefunden, gilt die Salmonellose als amtlich festgestellt, und der Betrieb unterliegt mit folgenden Vorschriften der **Sperre**. Hühner dürfen aus dem Betrieb (oder einer Betriebsabteilung) nur verbracht werden

- zu diagnostischen Zwecken,
- nach ihrer Impfung oder anderweitigen Behandlung (z. B. competitive exclusion, Antibiotikaeinsatz, letzterer kann bei klinischen Symptomen angebracht sein, kann aber die Erregerpersistenz verlängern und schafft zudem Rückstandsprobleme) zum Zwecke der Umstellung in eine andere gereinigte und desinfizierte Betriebsabteilung,
- zur Schlachtung gemäß den Vorschriften des Geflügelfleischhygienegesetzes,
- zur Tötung und unschädlichen Beseitigung.

Welche Maßnahme angemessen ist, richtet sich nach den besonderen Umständen des Einzelfalles (Größe der Seuchengefahr, Möglichkeiten der Salmonellenverschleppung, Schlacht- oder Tötungsmöglichkeit, Verhältnismäßigkeit); Ziel muß in jedem Fall eine Verhinderung der Salmonellenverschleppung sein. Weitere und entsprechende Vorschriften betreffen die Bruteier.

Die beschriebenen Maßnahmen können sinngemäß auch für Infektionen mit Salmonella gallinarum/pullorum angeordnet werden, Impfungen gegen diese Salmonellen sind aber verboten.

8.2.3.15 Spongiforme Rinderenzephalopathie (BSE)

Rechtsgrundlage: 2. VO zum Schutz gegen die Spongiforme Rinderenzephalopathie (2. BSE-Schutz-VO) vom 21.3.1997 (Die 1. VO wurde aufgehoben).

Die VO unterscheidet sich von den sonst üblichen Schutz-VO, indem sie lediglich Maßnahmen für aus Großbritannien und Nordirland und aus der Schweiz importierte Rinder und deren unmittelbare Nachkommen (F1-Generation) enthält.

Die VO schreibt vor, daß

- diese Rinder und ihr Standort bei der zuständigen Behörde anzuzeigen sind (§ 1),
- Rinder, die aus diesen Staaten stammen, zu töten sind (§ 2),
- die unmittelbaren Nachkommen der importierten Rinder unter Beobachtung zu stellen sind (§ 3) und aus ihrem Bestand nur mit behördlicher Genehmigung verbracht werden dürfen (§ 4).

Gegen die Tötungsanordnung nach § 2 der VO haben vor verschiedenen Verwaltungsgerichten Verfahren stattgefunden. Im Grundsatz hat die Anfechtung einer Tötungsanordnung nach § 80 TierSG keine aufschiebende Wirkung, eine effektive Seuchenbekämpfung erfordert die sofortige Durchführung der erforderlichen Maßnahmen (s. S. 14). Hiergegen haben verschiedene Tierbesitzer Widerspruch eingelegt, um vorläufigen Rechtsschutz zu erwirken. Die Gerichte haben diese Frage unterschiedlich beantwortet, einige haben die aufschiebende Wirkung angeordnet, andere haben sie abgelehnt. Die recht- und fachliche Argumentation ist dabei sehr unterschiedlich und reicht von der Nichtanerkennung der BSE als Tierseuche bis hin zur Verneinung der erforderlichen Rechtsgrundlage. Im Endergebnis besteht somit eine rechtliche Unsicherheit, die letztlich zu einer Verzögerung und teilweisen Unterlassung der Tötungsaktion geführt hat.

Während der Verordnungsgeber bei den direkt aus den genannten Staaten eingeführten Rindern ein erhöhtes Infektionsrisiko sieht, das die vorsorgliche Tötung dieser Rinder rechtfertigt, wird dieses bei den unmittelbaren Nachkommen (F1-Generation) als deutlich niedriger bewertet. Deswegen wird die amtliche Beobachtung dieser Rinder zur Begegnung eines Restrisikos als ausreichend angesehen, ergänzt durch die Bestimmung, daß sie nur mit behördlicher Genehmigung aus dem Bestand entfernt werden dürfen. Für diese Rinder kann die Schlachtung mit Auflagen genehmigt werden.

8.2.3.16 Tollwut

Rechtsgrundlage: VO zum Schutz gegen die Tollwut vom 23.5.1991.

Die Tollwut stellt seit etwa 1950 ein Problem in der Tierseuchenbekämpfung dar. Der Grund liegt in dem vom Osten her erfolgten Einbruch der Fuchstollwut, die dabei gleichzeitig auftretenden Fälle von Haustiertollwut sind Ausstrahlungen dieser Fuchstollwut. Im Zeitraum von 1970 bis 1983 betrafen von 67 276 Neuausbrüchen 85,5% wildlebende Tiere und 15% Haustiere. Von den Wildtierarten waren am häufigsten befallen: Fuchs 86,6%, Reh 6,6%, Marder 4,7%, Dachs 1,6%, von den Haustieren Rind 44,6%, Katze 22,4%, Schaf 13,9%, Hund 13,5%, Pferd 4,4%, die anderen Haustiere lagen unter 1%.

Vorschriften der VO

Allgemeine Maßregeln

Impfungen: Gegen die Tollwut darf nur mit nichtvermehrungsfähigem (inaktiviertem) Virus geimpft werden (Ausnahme Impfung wildlebender Tiere). Impfungen von seuchenkranken oder verdächtigen Tieren sind verboten (Ausnahme ansteckungsverdächtige Haustiere, die über einen wirksamen Impfschutz verfügen).

Definition „**wirksamer Impfschutz**": Er liegt vor, wenn eine Erstimpfung mindestens 30 Tage und längstens 12 Monate zurückliegt, eine Wiederholungsimpfung längstens 12 Monate nach vorangegangener Tollwutschutzimpfung durchgeführt worden ist und längstens 12 Monate zurückliegt.

Anzeige von Tierausstellungen: Hunde- und Katzenausstellungen und Veranstaltungen ähnlicher Art müssen der zuständigen Behörde mindestens 8 Wochen vorher angezeigt werden, sie können beschränkt oder verboten werden.

Kennzeichnung von Hunden: Über 3 Monate alte Hunde müssen außerhalb geschlossener Räume ein Halsband o.ä. mit Name und Anschrift des Besitzers oder eine Steuermarke zu tragen.

Besondere Maßregeln

Bekämpfung der Tollwut bei Hunden und Katzen: s. Übersicht 36.

Bekämpfung der Tollwut bei anderen Haustieren: Die Bekämpfung geschieht im Grundsatz, wie es in der Übersicht 36 zusammengestellt ist, jedoch mit folgenden abweichenden Regelungen:

Seuchenverdächtige Tiere: die Anordnung ihrer Tötung ist eine Kann-Vorschrift.

Ansteckungsverdächtige Tiere: Anstelle der Tötung steht primär die behördliche Beobachtung, deren Dauer 6 Monate (längstmögliche Inkubationszeit) beträgt, bei Tieren mit wirksamem Impfschutz kann sie verkürzt werden. Aus Gründen der Seuchenbekämpfung kann auch die Tötung angeordnet werden. Die Nutzung und der Weidegang sind gestattet.

Gefährdeter Bezirk: Er ist in jedem Fall einzurichten, wenn ein Seuchenausbruch oder der Verdacht eines Ausbruchs bei einem Haustier oder einem wildlebenden Tier festgestellt wird. Seine Größe muß etwa 10 km um die Tierhaltung, Abschuß-, Tötungs- oder Fundstelle betragen. Benutzungsbeschränkungen im gefährdeten Bezirk bestehen nur für Hund und Katze (s. Übersicht 36). Einrichtung und Umfang des Bezirks müssen öffentlich bekanntgemacht werden (s. Übersicht 4), an seinen Zugängen sind Schilder anzubringen mit der Aufschrift „Tollwut – Gefährdeter Bezirk".

Bekämpfung der Tollwut beim Fuchs: Da der Fuchs das eigentliche Seuchenreservoir darstellt und das Vorkommen der Tollwut bei Haustieren oder anderen wildlebenden Tieren eine Ausstrahlung der Fuchsstollwut ist, müssen Maßnahmen, die die Tilgung der Tollwut zum Ziel haben, gegen die Fuchsstollwut gerichtet sein.

Bei der Bekämpfung der Fuchsstollwut sind verschiedene Methoden zur Anwendung gekommen. Mit einer Verstärkung der Fuchsjagd, insbesondere aber durch die in den Jahren 1970 bis 1980 durchgeführte Begasung der Fuchsbaue wurde zunächst eine Reduktion der Fuchspopulation angestrebt, um dabei die Infektionskette bei den Füchsen zu unterbrechen. Auch wenn nach § 24 TierSG die Tötung seuchenempfänglicher wildlebender Tiere zur Beseitigung von Infektionsherden rechtlich durchaus möglich ist, wird die Begasung von Fuchsbauen in Deutschland trotz teilweiser Erfolge aus verschiedenen Gründen, nicht zuletzt tierschützerischen, nicht mehr durchgeführt.

Als Alternativmethode wurde die **orale Impfung** von Füchsen entwickelt, umfangreiche Feldversuche begannen dazu 1978 in der Schweiz und 1983 in der

Bundesrepublik. Nachdem man bei den ersten Impfungen Hühnerköpfe als Köder benutzt hatte, wurde als Voraussetzung für eine Massenimpfung ein maschinell herstellbarer Köder entwickelt, der in Fettstoffen und Fleisch das in Folie eingepackte vermehrungsfähige Impfvirus enthält. Der Ködermasse kann ein Marker (Tetracyclin) zugesetzt werden, der beim Fuchs in die Knochensubstanz eingelagert wird und dann nachweisbar ist. In der Bundesrepublik wurden vom Beginn der Feldversuche bis 1988 über 8 Millionen Impfköder ausgelegt, 73% der untersuchten Füchse hatten den Impfköder aufgenommen, bei 67% waren Tollwutantikörper nachweisbar. Die Köderauslage erfolgte in den ersten Jahren ausschließlich per Hand, später wurde sie zunehmend durch eine Flugzeugauslage verdrängt.

Durch die Impfung kam es nach 1983 zu einem eindrucksvollen Abfall der Tollwutinzidenz, der in der Tendenz grundsätzlich bestehen blieb, auch wenn es in einigen Regionen kurzzeitig oder auch über Jahre wieder zu einem Anstieg der Tollwutfälle kam. Die Gründe sind vielgestaltig, u.a.: Zunahme der Fuchspopulation, zu kleine Impfgebiete, zeitlich zu kurze Beimpfung eines Gebietes, Neueinschleppung in tollwutfreie Gebiete.

Insgesamt gesehen gibt es zu der Bekämpfung der Fuchstollwut durch Impfung keine Alternative. Ein zu frühes Aussetzen der Impfung würde wahrscheinlich zu einer Zunahme der Tollwutfälle führen und damit das bereits Erreichte in Frage stellen. Dabei muß berücksichtigt werden, daß die Tollwut auch bei anhaltend

Seuchenfeststellung	
Seuchenausbruch:	Virus- oder Antigennachweis
Seuchenverdacht:	klinisch, pathologisch-anatomisch, histologisch in Verbindung mit epidemiologischen Anhaltspunkten
Schutzmaßregeln nach amtlicher Feststellung	
Seuchenverdächtige Hunde und Katzen: es muß die Tötung und unschädliche Beseitigung angeordnet werden. Ausnahmen: wenn diese Tiere einen Menschen gebissen haben oder einen wirksamen Impfschutz besitzen, kann die Behörde die Beobachtung bis zur Bestätigung oder Beseitigung des Verdachts anordnen.	
Ansteckungsverdächtige Hunde oder Katzen: nach Kontakt mit einem seuchenkranken Tier muß, mit einem seuchenverdächtigen kann die Tötung angeordnet werden. Ausnahmen:	
Hunde oder Katzen mit wirksamem Impfschutz: sofortige Nachimpfung (davon kann abgesehen werden, wenn das Tier mehrmals in kurzen Abständen geimpft worden ist), behördliche Beobachtung für 6 Monate, dies kann auf 2 Monate abgekürzt werden.	
Hunde oder Katzen ohne wirksamen Impfschutz: im Einzelfall, wenn sie für mindestens 3 Monate eingesperrt werden	
Schutzmaßregeln für den gefährdeten Bezirk	
Nach Feststellung des Ausbruchs oder des Verdachts des Ausbruchs bei einem Haustier oder wildlebenden Tier muß ein gefährdeter Bezirk angeordnet werden. Hunde und Katzen dürfen nicht frei laufen gelassen werden, es sei denn, daß sie unter einem wirksamen Impfschutz stehen und Hunde zusätzlich von einer Person begleitet werden, der sie zuverlässig gehorchen.	
Aufhebung der Schutzmaßregeln	
wenn ein seuchenkrankes Tier unschädlich beseitigt und die seuchenverdächtigen Hunde oder Katzen verendet, getötet und unschädlich beseitigt worden sind und die Desinfektion durchgeführt wurde. Der gefährdete Bezirk wird aufgehoben, wenn 3 Monate vergangen sind und Tollwut bei Haustieren oder bei wildlebenden Tieren nicht mehr festgestellt worden ist.	

Übersicht 36 Tollwutbekämpfung bei Hund und Katze

hohem Immunisierungsgrad über mehrere Jahre persistieren kann, somit ist auch in Regionen, in denen längere Zeit keine Tollwut festgestellt wurde, eine verdeckt vorhandene Tollwut möglich.

8.2.3.17 Tuberkulose des Rindes

Rechtsgrundlage: VO zum Schutz gegen die Tuberkulose des Rindes vom 12.6.1972, Neufassung vom 13.3.1997.

Unter Rindertuberkulose im Sinne der VO ist ausschließlich die Infektion mit Mycobacterium bovis zu verstehen, die somit alleine der Bekämpfungspflicht unterliegt.

In ähnlicher Weise wie bei der Rinderbrucellose waren nach Kriegsende zahlreiche Bestände verseucht. Da schon vor dem Kriege angewandte Bekämpfungsverfahren nach **Ostertag**, das ausschließlich auf Erfassung und Ausmerzung offen tuberkulöser Rinder ausgerichtet war (anzeigepflichtig war nur die äußerlich erkennbare Tuberkulose, sofern sie sich in der Lunge im fortgeschrittenen Zustand befand oder Euter, Gebärmutter oder Darm ergriffen hatte), hatte sich nicht bewährt, da die Erfassung solcher Rinder über den Erregernachweis, u.a. Trachealschleimprobe, aufgrund der diskontinuierlichen Ausscheidung von Mykobakterien unsicher war. Deswegen mußte ein neues Bekämpfungsverfahren (nach **Bang**) entwickelt werden, dessen diagnostische Grundlage die Tuberkulinprobe war. Nunmehr galten alle Rinder als infiziert, die in der Tuberkulinprobe positiv reagierten, und die Bekämpfung erfolgte mit dem Ziel, durch die Ausmerzung solcher Rinder zur Tilgung der Tuberkulose zu kommen.

Ähnlich wie bei der Brucelose erreichte man die Tilgung der Tuberkulose über aufeinander folgende Stadien. Zunächst wurden von den Ländern freiwillige Bekämpfungsverfahren organisiert, die mit zunehmender Sanierung zur Bildung von Schutzgebieten führten, letztlich wurde die Bekämpfung durch die VO vom 3.8.1965 bundeseinheitlich geregelt, dabei wurden bereits erstmalig die Bestimmungen der RL 64/432/EWG (s. S. 21) berücksichtigt (amtliche Anerkennung von Beständen als tuberkulosefrei). Als Ergebnis der fortschreitenden Bekämpfung (1972 wurde die heute geltende, mehrfach geänderte Schutz-VO erlassen) gilt die Bundesrepublik als tuberkulosefrei, einzelne Neuinfektionen treten zwar immer wieder auf und sind meistens durch Einschleppungen aus dem Ausland bedingt.

Vorschriften der VO

Allgemeine Vorschriften

Kontrolle der Tuberkulosefreiheit: Sie erfolgte bisher durch regelmäßige Tuberkulinisierungen (Mindestalter 2 Jahre, Untersuchungsabstand 3 Jahre). Einerseits der angesichts der wenigen Neuinfektionen erhebliche Aufwand, der mit den regelmäßigen Tuberkulinisierungen verbunden ist, andererseits aber auch der aufgrund des großen Untersuchungszwischenraumes relativ geringe Erkenntniswert, vielfach wurde eine Infektion eher durch die Fleischuntersuchung nach der Schlachtung gefunden, führte zum Verzicht auf diese Untersuchungen. Wenn es jedoch aus Gründen der Seuchenbekämpfung erforderlich ist, kann eine Untersuchung angeordnet werden.

Impfungen und Heilversuche: sind verboten. Die Impfung führt zu tuberkulinpositiven Rindern und stört somit eine sichere Diagnose, zudem ist die immunisierende Wirkung unzureichend.

Tuberkulinprobe: Für die Untersuchung auf Tuberkulose ist die Tuberkulinprobe die wichtigste diagnostische Methode. Sie ist nach der Anlage zur VO durchzuführen, die Methode ist EG-einheitlich geregelt (RL 64/432/EWG). Zu injizieren sind 0,1 ml (intrakutan am Hals oder an der Schulter, 2000 Gemeinschafts- oder 500 Internationale Einheiten). Die Reaktion ist 72 Stunden danach abzulesen und zu beurteilen,

- als **negativ**, wenn nur ein begrenztes Anschwellen festzustellen ist mit einer Zunahme der Hautfaltendicke um nicht mehr als 2 mm, ohne klinische Anzeichen wie verbreitete oder ausgedehnte Ödeme, Absonderungen, Gewebezerfall, Schmerz oder Entzündung der Lymphgänge in der Umgebung der Injektionsstelle oder der Lymphknoten,
- als **zweifelhaft**, wenn keine klinischen Erscheinungen (s.o.) beobachtet werden und die Zunahme der Hautfaltendicke mindestens 2 mm, aber weniger als 4 mm beträgt,
- als **positiv**, wenn klinische Erscheinungen (s.o.) beobachtet werden oder wenn die Zunahme der Hautfaltendicke an der Injektionsstelle 4 mm oder mehr beträgt.

Fällt die Tuberkulinprobe zweifelhaft aus, müssen **Nachuntersuchungen** durchgeführt werden, um zu differenzieren, ob die Sensibilisierung „spezifisch" (Infektion mit Mycobacterium bovis) oder „unspezifisch" (parallergisch = Infektion durch andere Mykobakterien oder pseudoallergisch = Ursache meist nicht erkennbar) ist.

Für die Nachuntersuchungen kommen in Frage:

- **Wiederholungsuntersuchungen**, Abstand zur Erstuntersuchung mindestens 6 Wochen, dabei wird angenommen, daß unspezifische Reaktionen wieder negativ werden,
- **Simultanprobe**, gleichzeitige Injektion von Rinder- und Geflügeltuberkulin, s. Übersicht 37,
- **Probeschlachtungen** mit anschließender pathologisch-anatomischer und bakteriologischer Untersuchung, Artendifferenzierung.

Verhältnis der Tuberkulinreaktionen zueinander	Hautdicke Differenz in mm	Hinweise auf bovine Tuberkuloseinfektion
Überhang bei Säugertuberkulin	mehr als 4,0 mm 2,1 bis 4,0 bis 2,0	+ ? –
Überhang bei Geflügeltuberkulin	jeder Überhang	–

Übersicht 37 Beurteilung der simultanen Tuberkulinprobe (vergl. Ausführungshinweise des BML zur Tuberkulose-VO)

Besondere Maßregeln

Die entsprechenden Vorschriften sind in der Übersicht 38 zusammengestellt.

Seuchenfeststellung	
Seuchenausbruch:	allergische Untersuchung mittels intrakutaner Tuberkulinprobe oder bakteriologisch
Seuchenverdacht:	wenn die allergische, bakteriologische, klinische oder pathologisch-anatomische Untersuchung den Ausbruch befürchten läßt

Schutzmaßregeln nach amtlicher Feststellung des Seuchenausbruchs oder des Seuchenverdachts

Bestandssperre
- Absonderung der Rinder im Stall,
- Rinder dürfen aus dem Bestand nur mit Genehmigung verbracht werden,
- Milch von tuberkulösen Kühen ist unschädlich zu beseitigen,
- Behälter, Gerätschaften, sonstige Gegenstände, die in dem Stall benutzt worden sind, müssen gereinigt und desinfiziert werden,
- Personen, die mit der Pflege, Wartung, Beaufsichtigung der Rinder betraut sind, müssen sich nach Anweisung des bTA reinigen und desinfizieren.

Maßregeln bei Ansteckungsverdacht: Die Behörde hat epidemiologische Nachforschungen anzustellen und unterstellt Gehöfte, von denen die Seuche eingeschleppt oder in die die Seuche bereits weiter verschleppt worden sein kann, der Beobachtung. Aus solchen Gehöften dürfen Rinder nur verbracht werden, nachdem sie tuberkulinnegativ reagiert haben.

Desinfektionsmaßnahmen: sind vorgeschrieben für
- Behälter, in denen Milch von seuchenverdächtigen Kühen an eine Sammelmolkerei geliefert wurde,
- Ställe mit ihren Einrichtungen, Dung, flüssige Abgänge, sobald die seuchenkranken und -verdächtigen Rinder entfernt worden sind

Tötungsanordnung

seuchenkranke Rinder: Muß-Vorschrift
verdächtige Rinder: Kann-Vorschrift

Aufhebung der Schutzmaßregeln

Die Tuberkulose gilt als erloschen, wenn
- alle Rinder des Bestandes verendet sind, getötet oder entfernt worden sind,
- die seuchenkranken und seuchenverdächtigen und (nach eventueller Tötungsanordnung) die ansteckungsverdächtigen Rinder entfernt worden sind und bei den übrigen Rindern frühestens 8 Wochen danach eine klinische und allergische und nach weiteren 6 Wochen eine allergische Untersuchung einen negativen Befund erbracht haben,
- die Schlußdesinfektion durchgeführt und vom bTA abgenommen wurde

Übersicht 38 Die Bekämpfung der Rindertuberkulose

Desinfektion: Tuberkelbakterien sind aufgrund ihrer biochemischen Struktur besonders schwer desinfizierbar und besitzen eine hohe Tenazität in der Außenwelt. Geeignet sind Desinfektionsmittel auf Aldehydbasis (s. Richtlinie des BML S.51).

Vorschriften über amtliche Anerkennung als tuberkulosefreier Rinderbestand

Zur Aufrechterhaltung und Kontrolle der Tuberkulosefreiheit dient die amtliche Anerkennung von Rinderbeständen als tuberkulosefrei. Der Besitzer eines Rinderbestandes, in dem nach einem Seuchenausbruch die Tuberkulose als erloschen gilt (s. Übersicht 38), erlangt diese Anerkennung durch zusätzliche Untersuchungen, indem alle über 6 Wochen alten Rinder durch einen bTA oder durch einen amtlich beauftragten Tierarzt zweimal mit der Tuberkulinprobe (wenn erforderlich, auch klinisch) auf Tuberkulose zu untersuchen ist. Die amtliche Anerkennung wird auch erreicht, wenn alle Rinder entfernt worden sind und der Neuaufbau nur mit Rindern aus anerkannten Beständen erfolgt. In der Bundesrepublik sind mehr als 98,8% der Bestände als tuberkulosefrei anerkannt.

Aberkennung der Anerkennung: Die Anerkennung ist

- zurückzuziehen, wenn die Voraussetzungen für die Anerkennung (Anerkennungsuntersuchung, Neuaufbau nur mit Rindern aus anerkannten Beständen) nicht vorgelegen haben,
- zu widerrufen, wenn Tuberkulose oder Tuberkuloseverdacht festgestellt worden ist oder Rinder aus nicht anerkannten Beständen eingestellt worden sind. Anstelle des Widerrufs kann das Ruhen der Anerkennung angeordnet werden, wenn bei einem Rind Tuberkulose oder bei einem oder mehreren Rindern Tuberkuloseverdacht festgestellt wurde und die Rinder unverzüglich entfernt worden sind. Dadurch wird die Zeitspanne bis zur Wiedererlangung der amtlichen Anerkennung von einem Jahr auf etwa dreieinhalb Monate verkürzt.

9 Entschädigungen und Beihilfen für Verluste durch Tierseuchen

Rechtsgrundlagen:

Bundesrecht: TierSG mit den §§ 66–72b

Landesrecht:
AGTierSG, sie regeln u.a.:

- die Einrichtung von Tierseuchenkassen und deren Struktur,
- das Verwaltungsverfahren, das bei der Ermittlung von Entschädigungen anzuwenden ist, das Grundsätzliche bei der Gewährung von Beihilfen und bei der Erhebung von Beiträgen der Tierbesitzer an die Tierseuchenkassen; zur Ausführung dieser Vorschriften haben die Länder Verwaltungsvorschriften in Form von RdErl. erlassen,

Landes-VO bzw. Satzungen der Tierseuchenkassen, in denen die Gewährung von finanziellen Zuwendungen im Einzelfall (z. B. bei bestimmten Seuchen) geregelt wird, in denen ebenso die jährliche Beitragshöhe der Tierbesitzer für die Tierseuchenkasse festgelegt wird.

Entschädigungen und Beihilfen: Aufgrund der unterschiedlichen Rechtsgrundlagen (Bundes- und Landesrecht) muß unterschieden werden zwischen:

- **Entschädigungen**, die bundeseinheitlich nach dem TierSG gewährt werden, die Entschädigungsfälle nach § 66 betreffen ausschließlich Tierverluste durch Tod, und
- **sonstige finanzielle Zuwendungen**, die auf Landesrecht beruhen und von den Tierseuchenkassen gewährt werden, sie werden meistens im Unterschied zu den Entschädigungen als **Beihilfen** bezeichnet, sie werden auch für Tierverluste durch Tod gewährt, können aber auch für andere Zwecke vorgesehen werden (s.u.). Da die Gestaltung der Beihilfevorschriften landesrechtlich erfolgt, bestehen zwischen den einzelnen Ländern teilweise erhebliche Unterschiede.

9.1 Tierseuchenkassen

Zur Bewältigung der mit Entschädigungen und Beihilfen verbundenen behördlichen Aufgaben bestehen in den Ländern Tierseuchenkassen.

Aufgaben der Tierseuchenkassen: Die Tierseuchenkassen können mit Unterschieden in den einzelnen Bundesländern u.a. folgende Aufgaben übernehmen: Sie erfüllen die mit der Gewährung von Entschädigungen verbundenen Verwaltungsaufgaben, prüfen die Entschädigungsanträge und bringen sie zur Auszahlung.

Sie können auf landesrechtlicher Grundlage Beihilfen bzw. sonstige finanzielle Zuwendungen gewähren, u.a.:

- Tierverluste durch Seuchen (oder seuchenartige Erkrankungen) ersetzen,
- Ausmerzungsbeihilfen für seuchenkranke oder verdächtige Tiere gewähren,
- Kosten und Schäden ersetzen, die bei der Seuchenbekämpfung entstehen,
- Kosten ganz oder teilweise für Maßnahmen übernehmen, die der vorbeugenden Bekämpfung von Tierseuchen dienen,
- Zuschüsse zu den Kosten von Forschungsvorhaben gewähren,
- sich an den Kosten der Tierkörperbeseitigung beteiligen,
- Kosten für Einrichtung und Betrieb von Vakzinebanken übernehmen,
- Tiergesundheitsdienste durchführen (s. Übersicht 39).

Struktur der Tierseuchenkassen: Für die Organisation der Tierseuchenkassen haben die Bundesländer zwei unterschiedliche Wege beschritten, sie haben zur Erfüllung der genannten Aufgaben entweder

- Anstalten des öffentlichen Rechts gegründet, die ihre Angelegenheiten in eigener Verantwortung erfüllen und der Rechtsaufsicht des Landes unterliegen, oder
- nicht rechtsfähige Sondervermögen des Landes eingerichtet, die direkt von der obersten Landesbehörde oder von nachgeordneten Landesbehörden verwaltet werden (s. Übersicht 39).

Anstalten des öffentlichen Rechts	Baden-Württemberg, Besonderheit: Durchführung von Tiergesundheitsdiensten als gesetzliche Aufgabe Bayern Hessen Mecklenburg-Vorpommern Niedersachsen Saarland Sachsen, Besonderheit: Durchführung von Tiergesundheitsdiensten als gesetzliche Aufgabe Sachsen-Anhalt
nicht rechtsfähige Sondervermögen des Landes	Brandenburg Bremen Hamburg Nordrhein-Westfalen Schleswig-Holstein Thüringen

Übersicht 39 Rechtliche Struktur der Tierseuchenkassen

Tierseuchenkasse als Anstalt des öffentlichen Rechts: als Beispiel sei die Tierseuchenkasse von Nds angeführt, sie verfügt über folgende Organe:

- **Verwaltungsrat**, der aus 13 Mitglieder besteht, nämlich 9, die von den Landwirtschaftskammern, 2, die vom Landkreistag vorgeschlagen und vom Fachminister berufen werden, und 2 weiteren Mitgliedern, die der Fachminister entsendet. Der Verwaltungsrat ist gleichsam das „Parlament" der Tierseuchenkasse, er hat das Recht, Satzungen zu beschließen, so z. B. über die jährlichen Beiträge der Tierhalter zur Tierseuchenkasse sowie über Leistungen der Tierseuchenkasse, die nicht auf gesetzlicher Verpflichtung beruhen (Beihilfen). Derartige Satzungen bedürfen der Genehmigung des Fachministers.

- **Vorstand und Geschäftsführer:** er besteht aus 4 Mitgliedern, die der Verwaltungsrat wählt, 2 Mitgliedern, die der Fachminister entsendet und dem Geschäftsführer. Der Vorstand führt die Beschlüsse des Verwaltungsrats aus, entscheidet in allen Angelegenheiten, die nicht der Beschlußfassung des Verwaltungsrats unterliegen, der Vorsitzende des Vorstands vertritt die Tierseuchenkasse nach außen in allen Rechts- und Verwaltungsgeschäften. Der Geschäftsführer führt die laufenden Verwaltungsgeschäfte, er ist Beamter auf Zeit, wird vom Verwaltungsrat für eine Amtszeit von 6 oder 12 Jahren gewählt, muß Tierarzt sein und die Befähigung für den höheren Veterinärdienst besitzen.

Tierseuchenkasse als nicht rechtsfähiges Sondervermögen eines Landes: als Beispiel sei die Tierseuchenkasse von NW angeführt:

Die Tierseuchenkasse wird vom Landesamt für Ernährungswirtschaft und Jagd – Tierseuchenkasse – (Sitz in Münster) verwaltet.

Nach § 12 AGTierSG-NW ist der Minister ermächtigt, durch Rechts-VO u.a. die Beiträge zur Tierseuchenkasse sowie die Gewährung von Beihilfen und sonstigen finanziellen Unterstützungen festzusetzen. Die gewährten Beihilfen und sonstigen finanziellen Unterstützungen sind in den „Richtlinien für freiwillige Leistungen des Landesamts für Ernährungswirtschaft und Jagd – Tierseuchenkasse " zusammengefaßt.

Bei der Tierseuchenkasse besteht ein **Beirat**, ihm gehören an: 7 Mitglieder von den Landwirtschaftskammern und je 1 Mitglied des Rheinischen und des Westfälisch-Lippischen Landwirtschaftsverbandes. Ferner entsendet der Minister ein Mitglied aus seinem Hause sowie zwei Mitglieder von den Regierungspräsidenten, die im Beirat aber nur ein beratende Stimme besitzen. Der Beirat hat das Recht, in allen Angelegenheiten, die die Tierseuchenkasse betreffen, Anträge zu stellen. Er ist vor dem Erlaß einer VO nach § 12 AGTierSG-NW zu hören. Regelungen darüber, in welchen Fällen und in welcher Höhe Beihilfen und sonstige finanzielle Unterstützungen gewährt werden, bedürfen seines Einvernehmens (17 AGTierSG-NW). In seinen Aufgaben und Rechten ist der Beirat somit dem Verwaltungsrat der Tierseuchenkasse-Nds vergleichbar, auch hier ist der bestimmende Einfluß der Vertreter der Landwirtschaft gewahrt.

9.2 Entschädigungen

Die Entschädigungen sind bundeseinheitlich in den §§ 66–72b TierSG geregelt.

Mit der Gewährung von Entschädigung soll

- für den Tierbesitzer ein Anreiz gesetzt werden, bestehende Bekämpfungsvorschriften einschließlich der Anzeigepflicht sorgsam zu befolgen, denn der Anspruch auf Entschädigung entfällt bei schuldhafter Zuwiderhandlung (vergl. § 69 TierSG, s. S. 133),
- der Tierbesitzer vor unzumutbaren wirtschaftlichen Verlusten geschützt werden, dieser Grund soll für sich allein nicht für die Einführung einer Entschädigung ausschlaggebend sein, die Entschädigung soll immer auch eine indirekte Maßnahme der Seuchenbekämpfung sein (s. S. 132).

Die Darstellung der Entschädigung erfolgt nach folgender Einteilung:
- Entschädigungsfälle (Was wird entschädigt?)
- Entschädigungsbetrag (Wie hoch wird entschädigt?)
- Entschädigungsleistung (Wer gewährt Entschädigung?)
- Entschädigungsempfänger (Wem wird die Entschädigung gezahlt?)
- Entschädigungswegfall (Wann wird keine Entschädigung gezahlt?)

9.2.1 Entschädigungsfälle

Die Entschädigungsfälle sind im § 66 TierSG festgelegt, danach wird eine Entschädigung in Geld gewährt für:

(1.) **Tiere, die auf behördliche Anordnung getötet worden sind oder nach Anordnung der Tötung verendet sind.**
Danach muß für jedes auf Anordnung getötete Tier Entschädigung gezahlt werden, unabhängig davon, ob es mit der Seuche behaftet war oder nicht, auch dann, wenn die Seuche, derentwegen die Tötung angeordnet wurde, in dem Bestand gar nicht vorhanden war (Fehldiagnose) oder die Tötung aus diagnostischen Gründen (Sektion, Probeentnahme) angeordnet wurde. Zwischen der Tötungsanordnung und ihrem Vollzug kann eine längere Zeit liegen, in der Tiere sterben, auch dann muß die Entschädigung gewährt werden, da der Tierbesitzer diese Verzögerung nicht zu vertreten hat.

(2.) **Tiere, bei denen eine anzeigepflichtige Seuche nach dem Tode festgestellt worden ist, sofern die Voraussetzungen gegeben waren, unter denen die Tiere auf behördliche Anordnung hätten getötet werden müssen.**
Beispiel: ein Rind, das an akuter Salmonellose gestorben ist und für das keine Tötungsanordnung vorlag, kann nicht entschädigt werden, weil die Tötungsanordnung eine Kann-Vorschrift ist (s. S. 114), es kann aber nach Landesrecht die Möglichkeit einer Beihilfe bestehen (s. S. 134).

(3.) **Tiere, bei denen Milzbrand, Rauschbrand oder Tollwut, für Rinder, bei denen AK nach dem Tode festgestellt worden ist.**
Es handelt sich um relativ großzügige Entschädigungsregelung, da nicht nur an der Seuche gefallene Tiere erfaßt werden, sondern auch geschlachtete Tiere (= bei denen nach dem Tode eine dieser Seuchen festgestellt wurde). Auch wenn nach dem Tierseuchen- und (oder) Fleischhygienerecht eine Schlachtung von seuchenkranken oder seuchenverdächtigen Tieren verboten ist oder eine Schlachterlaubnis nicht erteilt werden darf, wird angesichts der schweren klinischen Erkennbarkeit dieser Seuchen (besonders im Anfangsstadium) entschuldbare Unkenntnis des Sachverhalts den Beteiligten zugestanden. Ziel dieser Regelung ist es, über die Entschädigung die Tierkörper möglichst vollständig zu erfassen und durch die unschädliche Beseitigung eine Verschleppung der Erreger und eine Kontamination des Bodens (Milzbrand, Rauschbrand) zu vermeiden.

(4.) **Tiere, von denen anzunehmen ist, daß sie aufgrund einer tierseuchenrechtlich vorgeschriebenen oder behördlich angeordneten Impfung, Behandlung oder Maßnahme diagnostischer Art oder im Zusammenhang mit deren Durchführung getötet werden mußten oder verendet sind.**

Dieser Entschädigungsfall soll in der Praxis nicht zu engherzig ausgelegt werden, da sonst die Mitarbeit des Tierhalters an solchen Maßnahmen gefährdet wird. Die Formulierung „von denen anzunehmen ist" ist eine Beweiserleichterung bei der Begutachtung solcher Fälle, da sich der Kausalzusammenhang zwischen Impfung usw. und Schaden nicht immer mit juristischer Sicherheit konstruieren läßt. Es genügt nach gerichtlicher Entscheidung aber nicht, daß eine Impfung usw. eine mögliche Ursache unter anderen ist, sondern es muß eine gewisse Wahrscheinlichkeit für den Kausalzusammenhang sprechen.

(5.) **Rinder, Schweine und Schafe, die Viehhöfen, Schlachthöfen oder sonstigen Schlachtstätten zugeführt und bei der amtstierärztlichen Auftriebsuntersuchung oder bei der Schlachttieruntersuchung als nicht seuchenkrank oder seuchenverdächtig befunden worden sind, sofern deren Fleisch nach der Schlachtung aufgrund einer tierseuchenrechtlichen Vorschrift oder einer auf solche Vorschrift gestützten behördlichen Anordnung gemaßregelt worden ist.**

Dieser Entschädigungsfall hat nur eine relativ geringe praktische Bedeutung. Nach § 68 TierSG wird für Schlachtvieh (Definition § 1 TierSG, s. S. 7) grundsätzlich keine Entschädigung gewährt. Es soll aber derjenige vor wirtschaftlichen Einbußen geschützt werden, der sich an seine Verpflichtung hält, keine seuchenkranken oder verdächtigen Tiere auf die genannten Einrichtungen zu schicken, wenn aber seine Tiere dort (unverschuldet) seuchenkrank oder verdächtig werden. Tierseuchenrechtliche Maßregelungen des Fleisches (unschädliche Beseitigung, Erhitzung des Fleisches) sind besonders bei solchen Seuchen vorgesehen, deren Erreger durch Fleisch übertragen werden kann (z. B. MKS, KSP, AK).

9.2.2 Entschädigungsbetrag

§ 67 TierSG: Der Entschädigung wird der gemeine Wert des Tieres zugrunde gelegt. Der gemeine Wert wird ohne Rücksicht auf die Wertminderung, die das Tier infolge der Seuche oder einer tierseuchenrechtlich vorgeschriebenen oder angeordneten Maßnahme erlitten hat, ermittelt.

Gemeiner Wert: das ist der Verkehrs- bzw. Verkaufswert des Tieres zu Lebzeiten. Er ist auch dann zugrunde zu legen, wenn der Wert des Tieres nach seinem Tod zu ermitteln ist. Der gemeine Wert hat alle wertsteigernden Eigenschaften eines Tieres (Zucht- und Nutzwert) ebenso wie die wertmindernden (Alter, Kastration, Sterilität u.a.) zu berücksichtigen. Dabei dürfen aber Wertminderungen durch die vorliegende Seuche, durch einen Impfschaden usw. nicht berücksichtigt werden. Ein Liebhaber- oder persönlicher Wert (Affektionswert oder ideeller Wert) ist ebenfalls nicht zu berücksichtigen, da er nicht der wirkliche gemeine Wert ist, sondern nur der Wert, den das Tier für einen bestimmten Besitzer hat.

Begrenzung oder Minderung des gemeinen Wertes: Der § 67 TierSG sieht vor, daß

- bei der Entschädigung bestimmte **Höchstwerte** nicht überschritten werden dürfen: Pferd 10.000 DM, Rind 6.000 DM, Schwein 2.500 DM, Schaf 600 DM, Ziege 100 DM, Geflügel 100 DM, Bienen je Volk 200 DM. Begründet wird diese Begrenzung der im Einzelfall zu leistenden Entschädigung mit der Erwägung, daß die Allgemeinheit nicht zur vollen Abdeckung des Seuchenverlustes bei

Tieren herangezogen werden kann, die primär aus Liebhaberei oder als Luxustiere gehalten werden (z. B. Rennpferd) oder einen besonders hohen Nutzungswert haben (z. B. Besamungsbulle). Dem Besitzer solcher Tiere ist zuzumuten, daß er dem gesundheitlichen Risiko in geeigneter Weise Rechnung trägt (z. B. durch zusätzliche Privatversicherung). Das BML ist ermächtigt, die Höchstsätze bis 50% durch VO zu ändern.

- sich eine Entschädigung um 50% mindert bei Tieren, die (außer in den Fällen des § 66 Nr. 3 TierSG) **vor der Erstattung der Anzeige** an der Seuche verendet sind oder wegen dieser Seuche getötet worden sind.
Dadurch soll der Tierbesitzer angehalten werden, die Seuchenanzeige frühzeitig zu erstatten.
- sich die Entschädigung um 20% mindert im Falle des § 66 Nr. 5 TierSG.
Der Schadensfall tritt meistens ohne Verschulden des Besitzers ein, deswegen sollen besondere Härten vermieden werden (Begr.).
- verwertbare Teile eines Tieres auf die Entschädigung angerechnet werden.

Steuern werden bei der Entschädigung nicht berücksichtigt. Die bei der Verwertung (z. B. unschädliche Beseitigung) oder Tötung eines Tieres entstehenden Kosten zählen nicht zur Entschädigung, sie sind zusätzlich zu erstatten.

Feststellung des gemeinen Wertes: Die Art und Weise, wie der Wert des zu entschädigenden Tieres festgestellt wird, ist landesrechtlich in den AGTierSG geregelt. Dabei bestehen in Einzelvorschriften landesbedingte Unterschiede, im Grundsatz ist jedoch folgendes Verfahren vorgesehen:

- die Wertermittlung erfolgt durch **Schätzung**, sie soll möglichst vor der Tötung des Tieres, sonst unverzüglich danach erfolgen,
- die Schätzung erfolgt durch den bTA, an der Schätzung können oder müssen Schätzer beteiligt werden, z.B. in Nds, wenn der Tierbesitzer das verlangt, in NW dann nicht, wenn der Besitzer zustimmt und eine bestimmte, durch VO festgelegte Summe (z. Zt. 50.000 DM) nicht überschritten wird. Die Schätzer werden durch verschiedene Behörden bestimmt, z. B. Landwirtschaftskammern, NW Kreisordnungsbehörde. Zu Schätzern sollen möglichst Landwirte bestimmt werden, die selbst Halter zu zu schätzenden Tierart sind. Bei Beteiligung von Schätzern gilt als Wert das Mittel der von den Beteiligten ermittelten Beiträge,
- bei der Schätzung können Schätzrichtlinien der Tierseuchenkassen oder der obersten Landesbehörden sowie veröffentlichte Preisnotierungen der Absatzveranstaltungen für Schlacht-, Nutz- oder Zuchtvieh am nächsten Marktort sowie Einkaufsbelege als Anhaltspunkte herangezogen werden.

9.2.3 Entschädigungsleistung

Der § 71 TierSG bestimmt, daß die Gewährung und die Aufbringung der Entschädigung von den Ländern zu regeln sind, dies ist in den AGTierSG geschehen. Dabei kann das Land von den Tierbesitzern für bestimmte Tierarten Beiträge erheben, es muß Beiträge erheben für Pferde, Rinder, Schweine, Schafe, Geflügel und Süßwasserfische. Auf die Erhebung von Beiträgen für Geflügel und Süßwasserfische kann unter bestimmten Bedingungen verzichtet werden, z. B. wegen geringer Anzahl der betroffenen Tierbesitzer oder wenn hierfür aufgrund der Seuchensituation kein Bedarf besteht.

Die Beiträge können gestaffelt werden:
- nach der **Größe der Bestände** und **unter Berücksichtigung der seuchenhygienischen Risiken**, insbesondere aufgrund der Betriebsorganisation, sowie zusätzlich
- nach **Alter, Gewicht oder Nutzungsart**.

Die Staffelung der Beiträge nach der Größe des Bestandes ist gerechtfertigt, weil bei bestimmten Seuchen die für Großbestände aufzubringende Entschädigung erheblich über dem Landesdurchschnitt liegen kann. Dies trifft insbesondere für die KSP zu, besonders dann, wenn die Großbestände zusätzlich in Regionen mit hoher Bestands- und Schweinedichte liegen.

Verordnung/Satzung über die Erhebung von Beiträgen für die Tierseuchenkasse		
Aufgrund der §§ ... des AGTierSG wird verordnet / hat die Tierseuchenkasse folgende Satzung beschlossen		
§ 1 Als Tierseuchenbeiträge sind im Jahr ... zu entrichten:		
1. Pferde: Beiträge werden nicht erhoben*)		
2. Schafe	je Tier	1,00 DM
3. Rinder Beiträge in Beständen mit		
1– 50 Tieren	je Tier	1,20 DM
51–100 Tieren	je Tier	1,30 DM
101–200 Tieren	je Tier	1,60 DM
201 und mehr Tieren	je Tier	1,70 DM
4. Schweine**) Beiträge in Beständen mit		
1–199 Tieren	je Tier	5,55 DM
200–999 Tieren	je Tier	7,10 DM
1000 und jedes weitere Tier	je Tier	10,45 DM
5. Hühner je angefangene hundert Tiere		1,50 DM
6. Gänse, Enten, Truthühner	je Tier	0,06 DM

Übersicht 40 Beispiel einer Beitragsordnung für die Tierseuchenkasse
*) Entschädigungen für Pferde sind selten, so daß nicht in jedem Jahr eine Beitragszahlung notwendig ist.
**) Die relativ hohen Beiträge für Schweine erklären sich durch die jeweilige Seuchensituation, z.B. durch Vorkommen von KSP

Durch die Beachtung seuchenhygienischer Risiken kann andererseits das Risiko der Seuchenein- und -verschleppung gemindert werden, was durch eine Herabsetzung der Beiträge für die Tierseuchenkasse anerkannt werden kann. Das ist der Fall, wenn die bestehenden Hygiene-Vorschriften über die Haltung von Schweinen (s.S. 43) eingehalten werden. So erniedrigt sich z. B. nach der Beitragssatzung der Niedersächsischen Tierseuchenkasse (1998) der Beitrag für schweinehaltende Betriebe um 30%, wenn die Besitzer einem Hygieneprogramm (freiwillig) beigetreten sind und dessen Bedingungen (Anforderungen an Einrichtung und Betrieb, Aufstellung eines Gesundheitsprogrammes ua.) erfüllen.

Die Beiträge sind **nach Tierart gesondert** zu erheben, weil von Beiträgen, die z. B. von Rinderhaltern geleistet werden, nur Rinder entschädigt werden sollen.

Keine Beiträge werden erhoben

- für Tiere, die dem Bund oder einem Land gehören (der Staat ist Selbstversicherer),
- für das Viehhöfen, Schlachthöfen einschließlich der öffentlichen Schlachthäuser sowie sonstigen Schlachtstätten zugeführte Schlachtvieh.

Für beide Tiergruppen wird folgerichtig auch keine Entschädigung geleistet (s. S. 132).

Unter Berücksichtigung dieser Vorgaben stammt die Entschädigung:

- zu 100% vom Land für Tierarten, für die keine Beiträge erhoben werden (ohne größere praktische Bedeutung),
- zu 50% vom Land für Tierarten, für die Beiträge erhoben werden, die restlichen 50% kommen aus den Beiträgen der Tierbesitzer an die Tierseuchenkasse.

In beiden Fällen erfolgt die Auszahlung der Entschädigung an den Tierbesitzer durch die Tierseuchenkasse, die sich dann den Landesanteil erstatten läßt.

Beitragsfestsetzung: Die Höhe des Beitrages wird für jedes Jahr nach Bedarf durch das Land oder durch die Tierseuchenkasse mit entsprechender Rechtsvorschrift festgesetzt (VO des Landes oder Satzung der Tierseuchenkasse). Ein Modell einer entsprechenden Beitragsordnung enthält die Übersicht 40. Grundlage für die Festsetzung der Beitragshöhe eines Tierbesitzers ist die Zahl der zu einem bestimmten Stichtag in seinem Bestand vorhandenen Tiere. Ihre Ermittlung erfolgt landesunterschiedlich, in Nds gibt die Tierseuchenkasse hierzu amtliche Erhebungsbögen heraus, in die der Tierbesitzer Art und Zahl, gegebenenfalls auch Alter und Gewicht der am Stichtag vorhandenen Tiere eintragen muß. Der Beitrag ist direkt an die Tierseuchenkasse zu zahlen oder wird (seltener) von den Gemeinden eingezogen.

Schadensansprüche gegenüber einem Dritten (§ 72a TierSG): Es ist möglich, daß dem Entschädigungsberechtigten (dem Tierbesitzer) neben der Entschädigung ein Schadensersatz gegenüber einem Dritten zusteht. Dabei kann es sich um Ansprüche aus der Gewährleistung oder aus Schäden handeln, die z. B. aus Kunstfehlern eines Tierarztes entstanden sind (wenn z. B. die Einschleppung einer Seuche mit nicht sterilisierten Instrumenten nachgewiesen wird). In solchen Fällen geht der Anspruch gegenüber dem Dritten auf den zur Entschädigung Verpflichteten (die Tierseuchenkasse) über.

Rechtsstreit bei Entschädigungen (§ 72b TierSG): Für Streitigkeiten über Ansprüche auf Entschädigungen ist der Rechtsweg vor den **Verwaltungsgerichten** gegeben. Eine Sammlung von Gerichtsurteilen findet sich bei **Vohleitner** (1990).

In der Vergangenheit sind bei gerichtlichen Verfahren Zweifel aufgetreten, ob für Streitigkeiten über Ansprüche auf Entschädigung der Rechtsweg vor den ordentlichen (wenn die Entschädigung z. B. bei angeordneten Tötungen als eine Enteignung aufgefaßt wird) oder den Verwaltungsgerichten gegeben war. Diese Frage ist höchstrichterlich unterschiedlich beantwortet worden und bedurfte einer Klärung. Die Tierseuchenentschädigung ist vielmehr eine mittelbare Seuchenbekämpfungsmaßnahme, deren Wirkungsgrad nicht geringer ist als der der unmittelbaren Bekämpfungsmaßnahmen. Die Entschädigung für Tierverluste ist somit integrierter Bestandteil der Maßnahmen, die der Staat zur Wahrnehmung der ihm obliegenden Fürsorgepflicht zum Schutz der Rechtsgüter der Gemeinschaft vor gesundheitlichen Gefahren und volkswirtschaftlichen Einbußen durch Tierseuchen treffen muß. In allen Fällen geht von den betreffenden Tieren, wenn auch in unterschiedlichem Ausmaß, eine potentielle Gefährdung anderer seuchenempfänglicher Tiere aus. Bei der Tierseuchenentschädigung handelt es sich daher nicht um eine Enteignungsentschädigung, sondern um Ansprüche eigener Art, die der Gesetzgeber von sich aus einerseits aus Billigkeits-, andererseits aus Zweckmäßigkeitsgründen dem Störer gewährt.

Finanzielle Beteiligung der EG an der Entschädigung: Mit der Harmonisierung der Tierseuchenbekämpfung ist bei bestimmten Seuchen zugleich eine partielle Beteiligung der EG an Bekämpfungskosten der Mitgliedstaaten verbunden. Diese wurde zunächst mit verschiedenen Vorschriften u.a. bei der Enzootischen Rinderleukose, Rinderbrucellose und -tuberkulose sowie bei der KSP eingeführt.

Mit der Entscheidung des Rates 90/424/EWG wurde eine allgemeine Rechtsgrundlage geschaffen, auf der die derzeitigen Entscheidungen für finanzielle Aufwendungen der EG im Bereich der Tierseuchenbekämpfung beruhen. Zuschüsse können u.a. bei bestimmten Seuchen gewährt werden, so z. B. für die Kosten der Entschädigung, Tierkörperbeseitigung und Desinfektion sowie für Programme zur Tilgung und Überwachung von Tierseuchen.

Die Bundesrepublik hat im Rahmen der genannten Möglichkeiten Kostenerstattungen insbesondere bei folgenden Seuchen erhalten: Tollwut (Fuchstollwut, Zuschüsse für die Vakzine und für Auslege- bzw. Abwurfkosten), KSP, Enzootische Rinderleukose, Newcastle Krankheit.

9.2.4 Entschädigungsempfänger

Nach § 72 TierSG wird die Entschädigung, sofern ein anderer Berechtigter nicht bekannt ist, demjenigen gezahlt, in dessen Gewahrsam oder Obhut sich die Tiere zur Zeit des Todes befanden.

Mit dieser Bestimmung sollen alle durch umständliche Ermittlungen oder gerichtliche Anfechtungen möglichen Weiterungen ausgeschlossen werden.

9.2.5 Entschädigungswegfall

Der § 68 TierSG enthält eine Reihe von Fällen, in denen keine Entschädigung gewährt wird:

(1.) **Tiere, die dem Bund oder einem Land gehören**, dies ergibt sich zwangsläufig, da für diese Tiere auch keine Beiträge für die Tierseuchenkasse gezahlt werden.

(2.-6.) **Tiere, die verbotswidrig eingeführt/innergemeinschaftlich verbracht** worden sind.

Der Entschädigungswegfall wird damit begründet, daß die Kosten von Bekämpfungsmaßnahmen, die zur Verhütung von Seucheneinschleppungen notwendig werden, nicht der Allgemeinheit, sondern dem Einführenden angelastet werden sollen.

(7.) **Schlachtvieh**, das Viehhöfen, Schlachthöfen oder sonstigen Schlachtstätten zugeführt worden ist (ausgenommen Fälle des § 66 Nr. 1, 3, 4 und 5 TierSG).
Dadurch soll verhindert werden, daß Tierbesitzer im Falle des Seuchenausbruchs noch kranke oder verdächtige Tiere abgeben, um Belastungen der Bekämpfungsmaßnahmen (z. B. der Sperre) zu entgehen.

(8.) **Wild oder gefangen gehaltene Wildtiere.**

(9.) **Tiere, die zu Tierversuchen** gehalten werden.

(10.) **Haustiere, die nicht Vieh oder Bienen sind.** Die Entschädigung z. B. von Hunden und Katzen oder anderen Haustieren, die nicht Vieh nach der Definition im § 1 TierSG sind, würde einen neuen und erheblichen Erstattungstatbestand schaffen, ebenso würden in der praktischen Durchführung, z. B. bei der Schätzung von Hunden und Katzen, Schwierigkeiten und Unsicherheiten auftreten.

Fortfall der Entschädigung wegen schuld- oder fehlerhaften Verhaltens des Tierbesitzers: Es entfällt die Entschädigung nach § 69 Abs. 1 TierSG, wenn der Tierbesitzer:

(1.) im Zusammenhang mit dem die Entschädigung auslösenden Fall
- eine Vorschrift des TierSG oder des TierKBG,
- eine Vorschrift einer nach diesen Gesetzen erlassenen VO oder
- eine behördliche Anordnung

schuldhaft nicht befolgt,
(2.) die Seuchenanzeige schuldhaft nicht oder nicht unverzüglich (d.h. mit schuldhafter Verzögerung, vergl. § 121 BGB) erstattet wird oder
(3.) an der Seuche erkrankte Haustiere oder Süßwasserfische erworben hat und beim Erwerb Kenntnis von der Seuche hatte.

Die Entsagung der Entschädigung bei Nichtbefolgen der Bekämpfungsmaßnahmen wird damit begründet, daß jeder Tierhalter als Störer im Rahmen der Tierseuchenbekämpfung nicht nur um die Verhütung des ihm entstandenen Schadens besorgt sein muß, sondern zugleich verpflichtet ist, von seinem Bestand ausgehende Gefahr für die Allgemeinheit abzuwehren.

Nach § 69 Abs. 2 TierSG entfällt der Entschädigungsanspruch ferner für Tiere, die vom Besitzer auf eigenen Wunsch und mit Genehmigung der Behörde in einen gesperrten Bestand gebracht werden.

Damit soll erreicht werden, daß in einem gesperrten Bestand die Zahl der empfänglichen Tiere nicht unnötig erhöht wird (Begr.).

Nach § 69 Abs. 3 TierSG entfällt der Entschädigungsanspruch, wenn von dem Tierbesitzer Beiträge für die Gewährung von Entschädigung erhoben werden und er
- seinen Bestand bei der Erhebung nicht oder mit einer zu geringen Tierzahl angibt oder
- seine Beitragspflicht nicht erfüllt hat.

In den Fällen des § 69 Abs. 1 und 3 kann die Entschädigung teilweise gewährt werden, wenn die Schuld gering ist oder die Versagung der Entschädigung eine unbillige Härte darstellen würde (§ 70 TierSG). Es ist z. B. vorstellbar, daß die Entschädigungssumme nach Tötung eines Bestandes mit hoher Tierzahl so hoch ist, daß ihre Verweigerung bei gleichzeitig geringer Schuld eine „unbillige Härte" darstellen würde.

9.3 Beihilfen und sonstige finanzielle Zuwendungen

Über die Rechtsgrundlagen bei der Gewährung von Beihilfen und anderen finanziellen Zuwendungen auf landesrechtlicher Grundlage s. S. 124. Weil hier die Länder eine weitgehende Gestaltungsfreiheit haben, ergeben sich zwischen ihren Regelungen z.T. erhebliche Unterschiede, so daß hier nur ein beispielhafter Überblick über das Land Nds gegeben werden soll.

- Niedersachsen: Die Beihilfefälle sind in Satzungen der Tierseuchenkasse niedergelegt. Es bestehen eine Grundsatzung, die eine Reihe von Beihilfefällen zusammenfaßt, und mehrere Nebensatzungen, die jeweils eine Seuche zum Inhalt haben.

Grundsatzung, sie gewährt Beihilfen für

Tierverluste (§ 2):
- Rindersalmonellose, u.a. für verendete Rinder, wenn die Tötung nach der Salmonellose-VO hätte angeordnet werden müssen (s. S. 114),
- BVD/MD im Rahmen ihrer Bekämpfung, insbesondere für virämische Tiere,
- nach einer Behandlung gegen Parasiten, wenn diese Verluste im Rahmen einer großflächigen Aktion unter tierärztlicher Leitung aufgetreten sind,
- für Saugferkel mit Transmissibler Gastroenteritis, Rinder und Schafe wegen Listeriose,

Schäden durch Bekämpfungsmaßnahmen (§ 3):
für Verkalbefälle und Fälle von Verferkeln nach amtlich angeordneten Schutzimpfungen, Tuberkulinisierungen und Blutprobenentnahmen, nach Abdasselung und großflächiger Parasitenbekämpfung unter tierärztlicher Leitung.

Härtefälle (§ 4): Beihilfen können auf Beschluß des Vorstandes in Fällen gewährt werden, in denen die Tierseuchenkasse zu einer Entschädigung oder Beihilfe sonst nicht verpflichtet wäre, aus Gründen der Billigkeit für Tierverluste durch Seuchen oder seuchenartige Erkrankungen oder zum Ausgleich von Schäden und Kosten bei Bekämpfungsmaßnahmen.

Vorbeugende Maßnahmen (§ 5): Die Tierseuchenkasse übernimmt bei Pferden, Rindern, Schweinen und Schafen die dem Tierbesitzer entstehenden Kosten für vorbeugende Maßnahmen gegen einzelne Tierseuchen, die für das ganze Land angeordnet werden, der Vorstand kann entscheiden, daß derartige Kosten auch dann ganz oder teilweise übernommen werden, wenn sie nur für Teile des Landesgebietes (mindestens eine Ortschaft) angeordnet werden. Die Tierseuchenkasse fordert die Hälfte der von ihr übernommenen Kosten vom Land zurück.

Kennzeichnung von Tieren § 5a): Die Tierseuchenkasse übernimmt die Kosten von Ohrmarken für die Kennzeichnung von Rindern, Schweinen und Schafen, soweit dies durch Bundes-VO vorgeschrieben ist.

Neben-(Einzel-)satzungen für jeweils eine bestimmte Seuche, bei der Beihilfen unter bestimmten Bedingungen gewährt werden:
- Aujeszkysche Krankheit,
- Paratuberkulose,
- Schnüffelkrankheit, Rhinitis atrophicans,
- Infektiöse Rhinotracheitis, Infektiöse Pustulöse Vulvovaginitis, BHV-1 Infektion der Rinder.

Die Höhe der Beihilfe wird unterschiedlich festgesetzt, für Tierverluste kann sie z. B. den gesamten oder teilweisen gemeinen Wert betreffen oder es sind je Tier oder Schadensfall Pauschalbeträge festgelegt.

Die meisten Bundesländer haben jeweils für ihren Bereich Loseblattsammlungen erstellt, in denen die Beihilfefälle nach dem neuesten Stand zusammengestellt werden.

Literatur

Bätza, H.-J. (1988): Zur Automatisierung der Tierseuchenmeldedaten. Tierärztl. Umschau 43, 44–49

Bisping, W. (1993): Die staatliche Tierseuchenbekämpfung – Erfolge im Wandel der Zeiten. Dtsch. tierärztl. Wschr. 100, 12–24

Bisping, W., H. Berns, E. Jänecke, I.B. Andersen, B. Sonnenschein, K.G. Waechter (1981): Salmonellen-Probleme in Tierkörperbeseitigungsanstalten. Untersuchungen über die Rekontamination von Tierkörpermehlen durch Salmonellen. Berl. Münch. tierärztl. Wschr. 94, 195–197

Böhm, R. (1997): 9. Liste der nach den Richtlinien der DVG-geprüften und als wirksam befundenen Desinfektionsmittel für die Tierhaltung. Dtsch. Tierärztebl. 45, 873–878

Böhm, R., W. Philipp, D. Strauch (1992): Neuere Erkenntnisse zu einigen Aspekten der Tierseuchendesinfektion. Berl. Münch. tierärztl. Wschr. 105, 55–61

Böhm, H.D., H. Pittler, W.-J. Chaumet (1989): Das neue Milch-Hygienerecht. Verlag Th. Mann, Gelsenkirchen-Buer

Brühann, W. (1963): Die Rückwirkung internationaler Verträge auf das Tierseuchenrecht sowie Vorschläge für seine Neugestaltung. Berl. Münch. tierärztl. Wschr. 76, 111–115

Brühann, W. (1962): Zur Entwicklung der Deutschen Tierseuchengesetzgebung. Berl. Münch. tierärztl. Wschr. 75, 309–313

Brühann, W. (1962): Die Neugestaltung des Tierseuchenrechts als notwendige Folge des staatsrechtlichen Wandels. Berl. Münch. tierärztl. Wschr. 75, 434–437

Brühann, W. (1962): Über vorläufige Maßnahmen des beamteten Tierarztes im Sinne des § 11 Abs. 2 des Viehseuchengesetzes. Mh. Tierhk. 14, 413–417

Brüning, O. (1992): Die geschichtliche Entwicklung der Tierseuchenentschädigung. Vet. med. Diss. Hannover

Coors, W. (1966): Das Tierseuchenentschädigungsrecht. Eine Studie über die Rechtsnatur der Tierseuchenentschädigungen und Beihilfen. Jur. Diss. Hamburg

Eichwald, C., H. Pitzschke (1967): Die Tollwut bei Mensch und Tier. Gustav Fischer Verlag, Jena

Geißler, A. (1984): Entwicklungen auf dem Gebiet der staatlichen Tierseuchenkontrolle unter besonderer Berücksichtigung der EWG. Dtsch. Tierärztebl. 32, 733–736

Geißler, A., A. Rojahn, H. Stein (1998): Sammlung tierseuchenrechtlicher Vorschriften. Verlag R.S. Schulz, Starnberg

Gerdes, U. (1996): Die Regelungen der Entschädigungsleistungen der Europäischen Union und deren Mitgliedstaaten sowie der Schweiz im Rahmen der Tierseuchenbekämpfung. Vet. med. Diss. Hannover

Gerlach, A.C. (1867): Die Rinderpest. Schmorl u. v.Seefeld, Hannover

Grünewald, K. (1994): Handbuch des Tierkörperbeseitigungsrechts. Richard Boorberg Verlag, Stuttgart

Heckmann, G. (1984): Anzeigepflichtige Tierseuchen in der Bundesrepublik Deutschland von 1970 bis 1983. Verlag Paul Parey, Berlin u. Hamburg

Hellich, M., K.R. Störiko (1953): Die deutsche Tierseuchengesetzgebung. Verlag Paul Parey, Berlin, Hamburg

Irmer, S., D. Küttler, H.-L. Schlegel (1981): Die Tollwut in Niedersachsen und Hessen in den Jahren 1970–1980, eine kritische Betrachtung zum Einfluß der Bekämpfungsmaßnahmen, insbesondere von Baubegasungen auf die Fuchs- und Dachspopulation sowie auf den Tollwutverlauf. Dtsch. tierärztl. Wschr. 88, 248–252

Jeschek, H.-H. (1983): Straf- und Ordnungswidrigkeitenrecht. Beck-Rechtsberater, Deutscher Taschenbuch Verlag

Kempf, G., O. Pietzsch (1981): Salmonellenprobleme in Tierkörperbeseitigungsanstalten. Salmonellen in Tierkörpermehl. Berl. Münch. tierärztl. Wschr. 94, 189–194

Kretzschmer, C. (1987): Erfahrungen, Wege und Ergebnisse im historischen Ablauf der Bekämpfung der Aujeszkyschen Krankheit bis zu ihrer Tilgung in der DDR im Jahre 1985. Mh. Vet. Med. 42, 155–158

Lorenzen, S., D. Büge, C. Tünnesen-Harmes (1997): Der Rechtsstreit um die Erste und Zweite BSE-Schutzverordnung aus naturwissenschaftlicher und rechtlicher Sicht. Tierärztl. Umschau 52, 691–700

Matthes, H.-F. (1994): Zur Varroose der Honigbienen. Tierärztl. Umschau 49, 216–224

Mehrkens, L. (1971): Besondere Gefährdung von großen Schweinebeständen? Tierärztl. Umschau 26, 321–324

Mehrkens, L. (1992): Ein Beitrag zu Fragen der Tierseuchenentschädigung, allgemeine Rechtsgrundlage und Besprechung ausgewählter Urteile. Tierärztl. Praxis 20, 1–5

Mickwitz, G.v. (1987): Zur Betäubung von Schlachttieren und Tötung größerer Tierbestände im Seuchenfall. Berl. Münch. tierärztl. Wschr. 100, 174–175

Mickwitz, G.v., A. Heer, T. Demmler, H. Rehder, M. Seidler (1989): Tierschutz- und tierseuchengerechtes Töten von Rindern, Schweinen und Schafen mit Hilfe einer transportablen Elektroanlage zur Schlachttierbetäubung. Dtsch. tierärztl. Wschr. 96, 127–133

Müller, A. (1998): Auftreten und Bekämpfungskosten der Klassischen Schweinepest in Niedersachsen in den Jahren 1993 bis 1995, dargestellt anhand der Unterlagen der Tierseuchenkasse. Vet. med. Diss. Hannover

Müssemeier, F. (1957): Grundsätzliches zur Tierseuchenbekämpfung, Allgemeine Veterinärpolizei. Verlag Paul Parey, Berlin u. Hamburg

Pittler, H. (1993): Fischseuchen – Zur Umsetzung der EG-Fischseuchen-Richtlinien. Tagungsbericht der DVG-Fachgruppe Tierseuchen, Gießen, 3./4.11.1993

Pohlenz, F. (1986): Vergleichende Untersuchungen zur Epidemiologie und zu den Kosten der Bekämpfung der Europäischen Schweinepest bei den Seuchenzügen 1972–1974 und 1983–1985 in Niedersachsen. Vet. med. Diss. Hannover

Ritter, W. (1996): Diagnostik und Bekämpfung der Bienenkrankheiten. Gustav Fischer Verlag, Jena, Stuttgart

Rojahn, A. (1998): Die Aujeszkysche Krankheit – demnächst getilgt? Dtsch. Tierärztebl. 46, 346–347

Rojahn, A. (1991): Perspektiven in der Tierseuchenbekämpfung in der EG. Dtsch. tierärztl. Wschr. 98, 194–199

Rojahn, A. (1976): Deckinfektionen, insbesondere IBR/IPV, ein Problem in der staatlichen Tierseuchenbekämpfung? Berl. Münch. tierärztl. Wschr. 89, 269–272

Schenzle, D. (1995): Zur Frage der weiteren Tollwutbekämpfung in Deutschland. Dtsch. tierärztl. Wschr. 102, 421–424

Schlüter, H., M. Kramer, J. Teuffert (1997): Aktuelle Seuchensituation bei Haus- und Wildschweinen, Seuchendaten, ökonomische Fakten und Risikoeinschätzung. Tagungsbericht der DVG-Fachgruppe Tierseuchen, Gießen, 5./6.6.1997

Schlüter, M, T. Müller (1995): Tollwutbekämpfung in Deutschland, Ergebnisse und Schlußfolgerungen aus über 10jähriger Bekämpfung. Tierärztl. Umschau 50, 748–758

Schmahl, H.L. (1996): Das Recht der Europäischen Union. R.v. Decker's Verlag, Heidelberg

Schneider, L.G., J.H. Cox (1983): Ein Feldversuch zur oralen Impfung von Füchsen gegen die Tollwut in der Bundesrepublik Deutschland. Tierärztl. Umschau 38, 315–324

Strauch, D. (1993): Hygienische Aspekte bei der Lagerung, Behandlung und Ausbringung bei Festmist. KTBL-Arbeitspapier 182, umweltverträgliche Verwertung von Festmist, KTBL-Schriften, Münster-Hiltrup

Strauch, D., W. König, E. Schmittdiel, W. Philipp, H.P. Schellner (1981): Salmonellenprobleme in Tierkörperbeseitigungsanstalten. Zur Frage der Verhinderung von Salmonellenkontaminationen auf der „reinen Seite" durch Reinigungs- und Desinfektionsmaßnahmen. Berl. Münch. tierärztl. Wschr. 50, 3–8, 93–102, 147–201

Stromaier, K., O.C. Straub (1995): Die Maul- und Klauenseuchen – Was ist von der Einstellung der Impfungen zu erwarten? Tierärztl. Umschau 50, 3–8, 93–102, 147–152

Tegge, E. (1977): Tierkörperbeseitigungsgesetz. Textausgabe mit Erläuterungen und ergänzenden Vorschriften. Deutscher Gemeindeverlag W. Kohlhammer, Köln

Teuffert, J., H. Schlüter, M. Kramer (1997): Europäische Schweinepest, Übersicht zur internationalen und nationalen Schweinepestsituation – ermittelte Einschleppungsursachen und Verschleppungsrisiken. Dtsch. Tierärztebl. 45, 1078–1080

Thulke, H.-H., C. Staubach, L. Tischendorf, M.S. Müller, H. Schlüter (1997): Neue Antworten auf die Frage der weiteren Tollwutbekämpfung in Deutschland. Dtsch. tierärztl. Wschr. 104, 492–495

Vohleitner, M. (1990): Rechtsprechung zum Entschädigungsanspruch nach dem Tierseuchengesetz. Vet. med. Diss., Hannover

Wachendörfer, G., J.W. Frost, B. Gutmann, J. Hofmann, G. Schneider, U. Eskens, W. Dindeldein (1986): Erfahrungen mit der oralen Immunisierung von Füchsen gegen die Tollwut in Hessen. Tierärztl. Praxis 14, 185–196

Wachendörfer, G. (1970): Hinweise zur Bestimmung des Chlortetracyclin-Spiegels in Blut und Geweben von Psittaciden und Futterproben sowie zur Technik der Blutentnahmen. Dtsch. tierärztl. Wschr. 77, 558–561

Wachendörfer, G. (1970): Zur Epidemiologie, Chemoprophylaxe und -therapie der Psittakose. Dtsch. tierärztl. Wschr. 77, 382–385

Weiß, K. (1990): Bienen-Pathologie. Ehrenwirth Verlag, München

Winkenwerder, W. (1965): Die historische Entwicklung der deutschen Tierseuchengesetze. Prüfungsarbeit für die kreistierärztliche Prüfung, Hannover

Zander, E., F.K. Böttcher (1984): Krankheiten der Biene. Verlag Eugen Ulmer, Stuttgart

Zettl, K., K. Primus (1975): Aspekt zur Seuchensituation der Ansteckenden Blutarmut der Einhufer. Dtsch. tierärztl. Wschr. 82, 301–306

Zwingmann, W. (1995): Bedeutung der Impfung und Möglichkeiten des Einsatzes in der staatlichen Tierseuchenbekämpfung unter Berücksichtigung seuchenpolitischer Vorgaben der Europäischen Union. In: Schutzimpfungen bei Tieren, Schriftenreihe der Akademie für Tiergesundheit, Bd. 5., Gustav Fischer Verlag, Jena

Zwingmann, W. (1994): Erfahrungen mit der Sanierung der Aujeszkyschen Krankheit unter Impfschutz. Tierärztl. Umschau 49, 232–237

Zwingmann, W. (1989): Schutzmaßnahmen gegen exotische Tierseuchen, insbesondere gegen die Afrikanische Schweinepest. Tagungsbericht der DVG-Fachgruppe Tierseuchen, Hannover, 23./24.2.1989

Zwingmann, W., A. Rojahn (1994): Tierseuchenbekämpfung im gemeinsamen Binnenmarkt – eine Herausforderung für Amtstierärzte und praktizierende Tierärzte. Tierärztl. Umschau 49, 322–332

Stichwortverzeichnis

Absonderung von Tieren 69
Acarapidose 89
Ansteckungsverdacht 8, 81
Antigene 44
Anzeigepflicht 59
– bei Wildseuchen 63
Aujeszkysche Krankheit 84, 127
Ausfuhr 23
Ausführungsgesetz
– zum Tierseuchengesetz 10, 124
– zum Tierkörperbeseitigungsgesetz 27

Beihilfe 124, 134
Bekanntmachung von
  Seuchenausbrüchen 78
Beobachtung, behördliche 69
Beobachtungsgebiet 71
Bewachung von Tieren 69
Bienenseuchen 88
Bösartige Faulbrut 88
Bovine Herpesvirus Typ 1-Infektion 90
Brucellose 92
Bundesforschungsanstalten 18
Bundesmaßnahmen-Katalog 82
Bundesministerium Ernährung, Landwirtschaft u. Forsten 8
Bundeswehr 18

Campylobakteriosis 45

Deckinfektionen 95
Deckregister 40
Desinfektion 48, 77
–, Kontrollbuch 37, 40
–, laufende 48
–, Reinigung 49
–, vorläufige 48
– von Bakterien 51
– von Dünger 54
– von Flüssigmist 54
– von Viren 51
Desinfektionsmittel 50
Desinfektionsverfahren 47, 49
Drittland 23, 24
Düngerpackung 54

Eilverordnung 9, 79
Einfuhr 124, 126
– von Tierseuchenerregern 25
Entschädigung 9, 79

–, Fälle 127
–, Betrag 128
–, Leistung 129
–, Empfänger 132
–, Wegfall 132
Entwesung 48
Enzootische Rinderleukose 96
Europäische Gemeinschaft (EG) 19, 21
Europäische Union (EU) 19
Europäische Wirtschaftsgemeinschaft
  (EWG) 4, 19

Fischseuchen 97
Futtermittel 26, 32, 33

Gastställe 39
Geflügelpest 99
Gemeiner Wert 128
Gesetzgebungsbefugnis 5
Gesetzgebungsverfahren 5
Gesundheitszeugnis 24, 39
Grundgesetz 3

Händlerställe 39
Haustier 7, 133
Heilbehandlung 72, 74

Impfstoffe 44
Impfung 72
– bei wildlebenden Tieren 93
Infektiöse Anämie 84

Kälberhaltung 113
Kennzeichnung von Tieren 39
Kontrollbuch
–, Desinfektion 21, 40
–, Kastration 40
–, Viehhaltung 40
–, Viehtransporte 40
Krisenstab 82
Krisenzentrum 82

Landesveterinärbehörde, oberste 10

Markervakzine 85, 91
Maul- und Klauenseuche 101
Meldepflicht 63, 64
– nach dem Bundesseuchengesetz 63
– nach dem
  Tierkörperbeseitigungsgesetz 29

Milbenseuche 89
Milch 26
Milzbrand 104, 127
–, Desinfektion 56
Minderwert 128
Molkerei 26

Newcastle Krankheit 99
Notverordnung 9, 79

Ornithose 105
Ordnungswidrigkeitenrecht 15

Personenverkehr, Beschränkung 70
Psittakose 105

Rauschbrand 104, 127
Richtlinie 20, 21

Salmonellose
– der Hühner 115
– der Rinder 112, 134
Schlachtstätten, gewerbliche 36, 38, 131
Schlachtvieh 7, 133
Schlußdesinfektion 48
Schutzgebiet 4
Schutzverordnung 79
Schutzzone 71, 110
Schweinehaltung 42
Schweinepest
–, Afrikanische 107, 112
–, Desinfektion 58
–, Klassische 107
Sera 44
Seuchendiagnose 68, 72
Seuchenfreiheit 42
–, Anerkennung von Tierbeständen 93, 122
Seuchengefahr
–, allgemeine 26
–, besondere 26, 69
Seuchenverdacht 8
Speiseabfälle 34
Sperrmaßnahmen 70, 81
Spongiforme Rinderenzephalopathie 116
Sterilisation 30, 48
Strafrecht 15
Süßwasserfische, Definition 7
Süßwasserfischseuchen 97

Tierarzt
–, beamteter 16, 67, 129

–, praktizierender 18
Tierhaltung 40, 42
Tierkörperbeseitigung 22, 77
Tierkörperbeseitigungsanstalten 29
Tierkörperbeseitigungsverfahren 30, 32
Tierkörperteile 27, 29, 32, 34
Tierschauen 77
Tierseuche 6
Tierseuchenerreger 40
Tierseuchenbericht 65
Tierseuchengesetz 6
Tierseuchenkasse 124
Tollwut 117, 127
Tötung von Tieren
– zur Seuchenbekämpfung 74, 75, 76
– zur Seuchendiagnose 68
Trichomoniasis 95
Tuberkulose 120
–, Desinfektion 57

Umgebungsuntersuchung 78
Umherlaufen von Tieren 70
Ursprungszeugnis 39

Varroatose 89
Verbringen, innergemeinschaftliches 23
Verdächtige Tiere 8
Verdachtssperrbezirk 71
Verfügung 12, 13
Verordnung 9, 12, 14, 20
Verwaltungsakt 13
Verwaltungsbehörde 10
Verwaltungsgerichtsverfahren 14
Veterinäramt 11
Veterinärausschuß
–, ständiger 20
–, wissenschaftlicher 20
Vibriosis 95
Vieh, Definition 7
Viehhof 36, 38, 128, 131
Viehladestelle 37
Viehmarkt 36, 38, 77
Viehseuchengesetz 3
Viehtransportfahrzeuge 37

Wanderschafherden 7
Weichtiere 7

Zehnfußkrebse 7
Zentrifugenschlamm 26